Lust am eigenen Stil

Elisabeth Motsch | Michaela Herzog

Leykam Verlag | Welt der Frau

Elisabeth Motsch | Michaela Herzog

Lust am eigenen Stil

Leykam

welt der frau

Fotos:
Günter Wohlschlager: Seiten 22, 24, 49, 50, 52, 71, 86, 92, 110
Getty Images / PhotoDisc: Coverbild, 26, 70, 75, 80, 81, 107, 121, 132, 136, 149, 156
Elisabeth Motsch: Seiten 13, 16
Grafiken:
© Carl-Huter, www.carl-huter.ch: Seite 43
alle übrigen: Sabine Hajostek, Graz

Einbandgestaltung und Layout: Andrea Malek, Malanda-Buchdesign, Graz
Gesamtherstellung: Leykam Buchverlag

ISBN 3-7011-7510-1
www.leykamverlag.at

Inhalt

Vorwort

„Sie sehen heute ganz phantastisch aus!“ Wie reagieren Sie auf so ein charmantes Kompliment? Erklären Sie dann ausführlich, wo Sie die Jacke, das Kleid oder die Hose gekauft haben? Wie günstig sie waren? Dass sie eigentlich schon alt und gar nichts Besonderes sind?
Oder nehmen Sie es dieses Kompliment selbstsicher lächelnd an und sagen: „Vielen Dank, ich weiß, der Hosenanzug steht mir ausgezeichnet, ich fühle mich darin sehr schön und wohl.“
Gute Garderobe braucht nicht Glückssache zu sein. Gutes Aussehen ist keine Frage des Alters. Und Stil hat nichts mit der Konfektionsgröße zu tun. Schauen Sie sich in den Spiegel. Jede Frau ist schön. Jede Frau ist einzigartig. Zugegeben, das Leben zeigt seine Spuren auf Ihrem Gesicht. Ist Ihr Körper weicher und weiblicher geworden? Gott sei Dank, jede Frau entwickelt sich weiter. Und will auch in Fragen des Stils nicht unbeweglich oder festgefahren sein. Sich bewusst zu kleiden, Wert auf das Äußere zu legen bringt Ihre Persönlichkeit, Ihr Wesen zum Strahlen und ist letztlich Ausdruck für einen wahrhaftigen, großzügigen, ja liebenden Umgang mit sich selbst.

Haben Sie Lust auf das kreative, abenteuerliche und sinnliche Spiel in Sachen Mode und gutem Aussehen? Ja, dann freuen Sie sich auf unser Buch. Wir, das sind Elisabeth Motsch, Image- und Stilberaterin, und die Journalistin Michaela Herzog. Richten Sie gemeinsam mit uns die Aufmerksamkeit auf das, was jede Frau täglich tut – das Ankleiden am Morgen. Stilentscheidungen trifft jede Frau, jeden Tag. Vom Regenschirm bis zum Abendtäschchen. Sportlich oder elegant, verspielt oder trendy. Doch wie kann aus modischen Vorlieben ein souveräner Kleiderstil werden, der zu Ihrem Leben und Ihrem Alltag passt und Ihre Persönlichkeit widerspiegelt?

Seien Sie mutig. Vor Ihrem Kleiderschrank oder in der Umkleidekabine. Probieren Sie Neues. Lassen Sie sich beraten, aber nichts einreden. Lassen Sie sich inspirieren. Von einer neuen Farbe, die Ihr Gesicht lebendig macht und Ihre Augen zum Leuchten bringt. Oder einem Modetrend, der in Schnitt und Material genau zu Ihrem Typ passt.
Wie gefällt Ihnen der Gedanke, dass alle Kleider, die Sie tragen, Ihren Wünschen, Bedürfnissen und Proportionen entsprechen? Ihren Körper umschmeicheln und ihn richtig zur Geltung bringen? Dann nehmen Sie sich die Zeit und lassen Sie sich von uns begleiten. Durch ein Buch, das Ihnen bestätigend, anregend und unterstützend „Lust am eigenen Stil“ machen möchte.

Elisabeth Motsch
Michaela Herzog

Der perfekte **Kleiderschrank**

Was soll ich heute anziehen?

Kennen Sie das Gefühl, am Morgen vor dem Kleiderschrank zu stehen und nicht zu wissen, was Sie anziehen sollen? Das rote Kleid ist zu eng, der Saum der schwarzen Hose noch lose, das passende Shirt zum Lieblingsrock nicht zu finden.
Das tägliche Ankleiden. Meistens soll es schnell gehen und das Outfit den geplanten Tagesaktivitäten entsprechen. Und schließlich wollen Sie sich in der gewählten Kleidung attraktiv finden und den ganzen Tag wohl fühlen.
Dann stellen Sie sich jetzt eine andere Szene vor: Sie öffnen Ihren Kleiderschrank und wissen, jedes Teil am Haken oder im Stapel passt Ihnen perfekt. Sie sehen nur mehr Lieblingssachen drinnen hängen. Übersichtlich und griffbereit. Alle Teile passen zusammen und lassen sich gut kombinieren. Jede Wette, das macht schon am Morgen gute Laune.

Oder sieht die Wirklichkeit vielleicht so aus: Tiefe Seufzer vor dem Kleiderschrank? Schluss damit. Die Frage ist, wie kommt frau zu einem perfekt organisierten Kleiderschrank?
Nehmen Sie sich Zeit für einen ungestörten „Kleider-Schrank-Nachmittag“, alleine oder mit einer guten Freundin. In diesen vergnüglichen Stunden dreht sich alles um Sie und Ihre Kleider. Dazu brauchen Sie einen Ganzkörperspiegel. Er darf nicht zu schmal sein, weil er Sie sonst fülliger erscheinen lässt. Richtmaß für einen Ankleidespiegel kann eine Schranktürbreite sein. Weiters brauchen Sie noch einen Handspiegel. Der ist wichtig, damit Sie auch die hintere Passform von Jacken und Hosen begutachten können.
Lassen Sie sich von Ihrer Lieblingsmusik begleiten, denn es kann losgehen:

Kleiderschrank, öffne dich!

Sieben Tipps für eine Ordnung

1 | Was purzelt Ihnen als Erstes entgegen? Ein loser Gürtel, eine Hose, ein Schal? Oder gar nichts, weil der Schrank so voll gestopft ist mit Sachen, die Ihnen nicht mehr passen, Sie nicht mehr mögen, die alt sind und ihren Glanz verloren haben? Was haben die alten Vorhänge aus dem Wohnzimmer in der Ecke Ihres Kleiderschranks zu suchen? Die Fotoschachteln oder der Christbaumschmuck? Gar nichts, Sie haben Recht. Also, nichts wie raus damit.

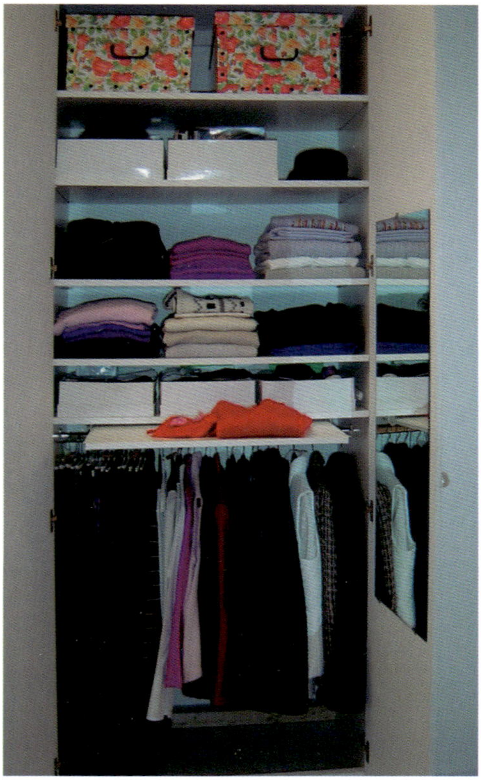

Ein geordneter Kleiderschrank erleichtert Ihnen den Überblick.

2 | Sortieren Sie zuerst alle Kleidungsstücke aus, die Sie schon Jahre nicht mehr getragen haben. Behalten Sie vorerst nur jene zurück, die Sie tragen. Brauchen Sie wirklich alle ausgeblichenen Shirts, die Sie für die Gartenarbeit aufgehoben haben? Fällt es Ihnen schwer, sich von dem günstig erstandenen Ensemble vom letzten Ausverkauf zu trennen, obwohl es nie richtig gepasst hat? Dann heben Sie diese Stücke in einer Schachtel oder einem alten Koffer auf – aber bitte nicht wieder im Kleiderschrank.

3 | Probieren Sie alle Teile durch. Jetzt ist auch der ehrliche Blick und Rat Ihrer Freundin gefragt. Seien Sie wählerisch und kritisch. Zu abgetragen? Völlig unmodern? Ja? Zahlt es sich aus, zur nicht mehr ganz neuen weißen Hose ein Oberteil zu kaufen? Nein? Dann ab in den Altkleidersack.

Am besten ist, Sie teilen nun Ihre Kleidung in zwei Gruppen. Die Gruppe „Passt alles“ kommt in den Schrank zurück. Die zweite Gruppe „Fehlt etwas“ – Reißverschluss kaputt, Reinigung fällig, kein passendes Oberteil zum gestreiften Rock – kommt mit beim nächsten Einkauf, zur Änderung oder zur Kleidersammelstelle.
Fehlt ein Shirt zum grauen Kostüm? Das perfekte Oberteil zur Lieblingshose? Eine hautfarbene Strumpfhose? Schreiben Sie sich einen „Einkaufszettel“ für den nächsten Stadtbummel, damit Sie gezielt das kaufen, was Ihnen fehlt.

4 | Legen Sie Wert auf gute Kleiderbügel und werfen Sie alle Drahtbügel weg, denn die machen die Schultern von Jacken und Strickteilen kaputt. Es gibt eigene Kleiderbügel für Pullover, Blusen und Damenblazer. Die Bügel für Damenkleidung sind schmäler als die für Männerkleidung. Wenn Sie Ihre Pullover aufhängen wollen, dann verwenden Sie mit Samt überzogene Bügel, damit sie nicht vom Haken rutschen können.
Hängen Sie alle Jacken, Blazer und Sakkos auf gleiche Bügel und in der gleichen Richtung in Ihren Schrank. Mehrfachbügel bewähren sich, weil sie Platz im Kleiderschrank sparen helfen.
Apropos Platz. Den haben Sie nun schon geschaffen. Jetzt können Jacken und Blazer luftig nebeneinander hängen. Die Blusenkrägen verdrücken sich nicht mehr.

5 | Selten benützte Accessoires lassen sich in hübschen Schachteln gut verstauen und diese verleihen Ihrem Kleiderschrank ein wohl geordnetes Aussehen.

6 | Wie wäre es nun mit einer entspannenden Tasse Kaffee? Denn beim nächsten Schritt probieren Sie die Stücke, bei denen Sie sich nicht sicher waren und die sie noch nicht in den Schrank gehängt haben, in neuen Kombinationen. Nun sind Fantasie und modische Einfälle gefragt. Trauen Sie sich, probieren Sie, lassen Sie sich ein auf das unendliche, lustvolle, verrückte Abenteuer mit

Mustern, Farben und Materialien. Zu welchen Oberteilen lässt sich die gestreifte Hose tragen? Haben Sie schon einmal diesen Rock mit jener Bluse probiert? Nein? Dann tun Sie es. Passt dieser Gürtel dazu oder ist der schmälere hübscher? Probieren Sie es einfach aus.

7 | Heben Sie kein Kleidungsstück mehr für „besondere" Gelegenheiten auf. Ziehen Sie alle Ihre Lieblingsstücke hier und jetzt an. Denn das Gefühl, gut angezogen zu sein und sich dabei wohl zu fühlen, ist umwerfend. Am besten sieben Tage in der Woche. Finden Sie nicht auch?

Der Spezialtipp

Machen Sie von jedem kompletten Outfit ein Foto. Es zeigt Ihnen, ob die gewählte Kombination stimmig ist und die Accessoires passen. Hängen Sie diese Fotos in Ihrem Kleiderschrank auf. Dann können Lust und Laune Ihre Kleiderwahl am Morgen bestimmen.

Endlich Ordnung und Harmonie

Der Anblick Ihres geordneten und gepflegten Kleiderschranks kann Sie wirklich stolz machen. Gratulation. Denn es liegt ein Stück harter Arbeit hinter Ihnen.

Welche Ordnung Ihnen entspricht und Ihren Kleiderschrank funktional hält, entscheiden ausschließlich Sie. Manche Frauen wollen vollständige Kombinationen nebeneinander im Schrank hängen haben, andere sortieren lieber nach Farben. Oder nach der Art des Kleidungsstückes und diese Teile dann erst nach Farben.

Wenn zuerst alle Hosen, dann Röcke, Blazer und Blusen hängen, ist das Kombinieren einfacher. Sind die zusammengelegten Pullover, Strickjacken und T-Shirts nach Farben sortiert, erleichtert Ihnen das den Überblick.

Mit kleineren und größeren Schachteln können Sie in den Fächern und den Schubladen Ordnung schaffen und diese dann besser einhalten. Alle Büstenhalter finden sich in der BH-Schachtel. Alle Slips gehören, nach Farbe sortiert, in die Schachtel für Unterhosen.

Damit Ordnung und Harmonie auch weiterhin Ihren „perfekten“ Kleiderschrank bestimmen können, sollten Sie ihn mindestens zwei Mal pro Jahr durchsortieren. Am besten zu Saisonbeginn, dann, wenn Sie Sommerkleidung und Wintersachen tauschen.

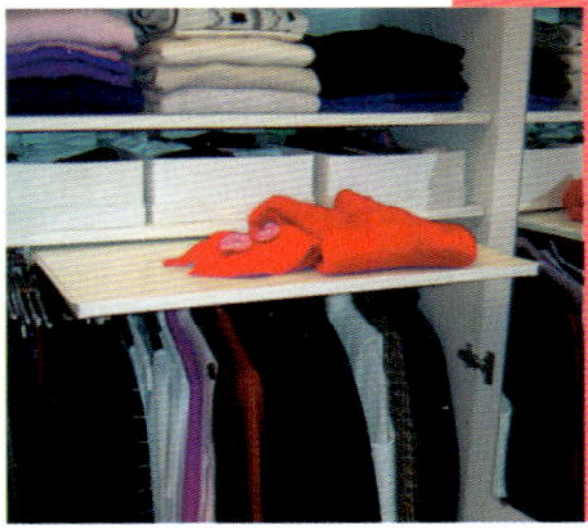

Der Spezialtipp

Lassen Sie sich von einem Tischler im Kleiderschrank ein Brett montieren, das sich herausziehen lässt. Dieses eignet sich hervorragend für das Zusammenlegen und Einsortieren von Pullis, Wäsche oder Schals. Und zum Ablegen von Kleidungsstücken während des Probierens.

Wie viel Garderobe braucht eine Frau?

Die Grundgarderobe soll Abwechslung bieten und attraktiv sein. Sie soll sich im Alltag bewähren und Ihrem Geschmack, Ihrer Figur und Ihrer Geldbörse entsprechen.
Wie viel Garderobe braucht nun eine Frau? Zugegeben, das ist eine knifflige Frage. Um sie beantworten zu können, müssen Sie Ihren Kleidungsbedarf wissen. Und der hängt von Ihren Lebensumständen ab.

Sind Sie berufstätig oder Hausfrau?
Arbeiten Sie ganztags oder in Teilzeit?

Wenn Sie fünf Tage in der Woche arbeiten, brauchen Sie gut kombinierbare Kleidung für alle Arbeitstage.
Es gibt eine Regel für Freizeit- und Berufskleidung:
Arbeiten Sie Vollzeit, ist es wichtig, dass Ihr Kleiderschrank 80 Prozent Berufskleidung enthält, 15 Prozent Freizeitkleidung und fünf Prozent Kleidung für festliche Anlässe bietet.
Sind Sie Hausfrau, dann sind drei komplette Outfits zum Kombinieren gut gewählt, die Sie für den Elternabend, bei einer Vereinssitzung oder für festliche Veranstaltungen abwechslungsreich kleiden.
Mit Kostüm und Hosenanzug sind Sie aber nicht nur im Job gut angezogen. Die Anschaffung eines zeitlosen Zweiteilers lohnt sich für jede Frau und sollte in keinem Kleiderschrank fehlen.

Was sind Ihre Wünsche und Ziele in Sachen Garderobe?

Am besten ist es, Sie schreiben auf, welche Bedürfnisse Ihre Kleidung abdecken soll und welche Vorlieben sie widerspiegeln darf. Ein erster Schritt, um neuen frischen Wind in Ihren Kleiderschrank zu bringen.

- Ich brauche passende Kleidung, wenn ich eingeladen bin.
- Ich will nicht täglich überlegen, was ich anziehen soll.
- Ich brauche etwas für die Firmung/Konfirmation meiner Nichte.
- Ich will chic aussehen.
- Ich will mehr Wohlfühl-Kleidung.
- Ich mag glänzende Seidenstoffe.
- Ich liebe Rot.
- Ich brauche mehr Kombinationen fürs Büro.
- Ich will auch in der Freizeit gut aussehen.

Lesen Sie die Liste immer wieder einmal durch, erweitern und ergänzen Sie diese. Und streichen Sie all das durch, was Sie bereits erfolgreich verwirklicht haben.

Was gehört zu einer Grundgarderobe pro Jahreszeit?

- Kostüm/Hosenanzug
- 3 bis 4 Blazer
- 3 bis 4 Hosen oder Röcke
- 7 Blusen oder Shirts
- 4 Tops (mindestens)
- mehrere Pullover, auch ein Twinset
- Jeans
- 2 Gürtel
- 6 Paar Schuhe (mindestens)
- 3 Handtaschen (mindestens)
- 1 Businesstasche (wenn erforderlich)
- 2 Mäntel und/oder Jacken
- Accessoires: Schals und Tücher; Schuhe, Gürtel und Handtaschen; Schmuck, Brillen

Weniger ist mehr

Das Geheimnis jeder stilsicheren Grundgarderobe lautet „Basics“. Das sind meist qualitativ hochwertige Teile, die sich ganz einfach mit anderen Stücken kombinieren lassen. Sie sind die „unscheinbaren“, manchmal etwas kostspieligen Begleiter durch den Tag, die Woche, teilweise sogar über Jahre hindurch. Aus guten Stoffen gearbeitet, wirken sie nicht nur edel, sondern fühlen sich gut an und sind herrlich zu tragen. Ein schlichter schwarzer Hosenanzug lässt sich elegant kombinieren, aber auch leger abwandeln. Ein blaues oder dunkelgraues Kostüm können Sie mit verschiedenen Tops immer wieder „neu“ tragen.

Es kommt einfach auf die „Zutaten“ an.

Lassen Sie sich beim Kauf von Basic-Teilen aber nicht zu sehr von Modetrends leiten. Schließlich sollen sie auch in der nächsten und übernächsten Saison noch tragbar sein.

Der Spezialtipp

Untersuchungen haben ergeben, dass zirka 70 bis 80 Prozent der Kleidungsstücke in einem Kleiderschrank nicht getragen werden. Wenn also in einem Schrank Kleider um 2000 Euro hängen, wird bestenfalls Garderobe um 400 bis 600 Euro getragen. Das heißt, eine Summe von ungefähr 1500 Euro ist regelrecht verschenkt. So manche tolle „Basics“ könnte sich frau um diese Summe kaufen.

Wie viel Geld „hängt“ eigentlich ungenützt in Ihrem Kleiderschrank?

Und wie wäre es mit einem Kleidungsbudget? Rechnen Sie zusammen, wie viel Euro Sie pro Jahr für Kleidung ausgeben. Und legen Sie sich monatlich eine bestimmte Summe zur Seite, die Ihnen den Kauf von etwas Besonderem erlaubt.

Endlich eine **Grundgarderobe**

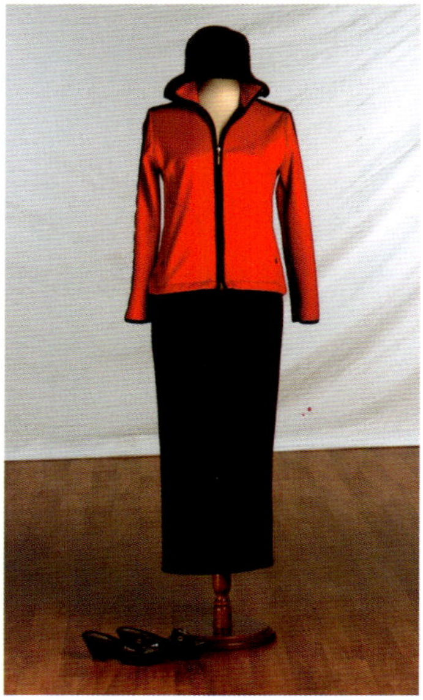

Attraktiv und funktional

Gefallen soll sie, perfekt passen muss sie und Wohlgefühl soll sie garantieren. Das sind die berechtigten Ansprüche an eine funktionierende Grundgarderobe. Kaum eine Frau kauft jede Saison eine neue Grundgarderobe, sondern diese wächst im Laufe der Zeit. In jedem Kleiderschrank finden sich Teile der Grundgarderobe aus den vergangenen Jahren, die nichts an ihrer Attraktivität verloren haben, die tragbar sind und die sich mit Accessoires und geänderten Oberteilen zu neuem Leben erwecken lassen.

Basics der Garderobe

Ein schmaler Rock lässt sich nach Lust und Laune einmal sportlich, …

Kostüm und/oder Hosenanzug

Einfarbig bis zurückhaltend gemustert, konventionell in Schnitt- und Linienführung, Knöpfe Ton in Ton. Seriös und elegant wirken die Stoffe, deren Streifen dezent gezeichnet sind und die möglichst weit auseinander liegen. Stoffe mit dicken Streifen und geringen Abständen sehen meist etwas plump aus.

Wenn Sie Kostüm, Hosenanzug oder Dreierkombination – Rock, Hose, Blazer – in schlichter Ausführung und in bester Qualität kaufen, haben Sie lange etwas davon. Kostüm oder Hosenanzug lassen sich nächstes oder übernächstes Jahr noch tragen. Tauschen Sie doch einfach nur die Tops aus. Eine unifarbene Bluse, die Sie gerne und häufig getragen haben, wollen Sie vielleicht im nächsten Jahr durch eine gemusterte ersetzen. Oder Sie entdecken eine neue Farbe für ein Strickteil. Oder wollen mit neuen Tüchern und Ketten frische Akzente setzen.

Blazer

Zwei Blazer und ein sportlicheres Jackett.

Hosen und Röcke

Zwei Hosen und zwei Röcke aus leichter Schurwolle, feinem Kammgarn oder reiner Baumwolle, bequem aber perfekt sitzende Jeans und ein sportlicher Rock.
Falls Sie nur Röcke tragen, lassen Sie die Hosen weg. Sind Sie ein Hosentyp, brauchen Sie einen oder gar keinen Rock.

Blusen oder Shirts

Die Grundgarderobe enthält vier klassische Blusen sowie drei zurückhaltend gemusterte oder gestreifte Blusen. Ausschlaggebend sind Material (Baumwolle, Batist, Baumwoll-Popeline), Kragenform und Muster.
Tragen Sie keine Blusen, dann werden Sie zu Tops und Shirts in unterschiedlichen Materialien und Schnitten greifen.

Stricks

Wie bei den Blusen spielt auch hier das Design, die Strickart, die Garnstärke und das Material (Kaschmir, Merino, Lambswool, Mohair, Jersey, Wollseide) eine wichtige Rolle. Eine Strickjacke, zwei Pullover, eventuell ein Twinset sind ausreichend.

Mäntel und Jacken

Vielseitig verwendbar sind ein klassischer Blazermantel und ein sportlicher Mantel, sowohl für die Übergangszeit als auch für den Winter. Bitte sparen Sie beim Mantelkauf nicht. Hochwertiges Material und ein zeitloser Schnitt zahlen sich aus, Sie werden diesen Wintermantel mehr als eine Saison tragen.
Viele Frauen tragen im Winter auch gerne elegante oder sportliche Jacken in unterschiedlichen Längen.
Ein Mantel oder eine Jacke ist im Winter das Kleidungsstück, in dem Sie am häufigsten gesehen werden. Sie bekommen mit unterschiedlichen Accessoires – Tüchern, Schals, Mützen, Handschuhen, Stiefeln, Schirm, Taschen – immer wieder ein neues Gesicht.

In der Regel sind Sie mit einem Wintermantel in einer neutralen Farbe am besten bedient.
Achten Sie beim Kauf darauf, dass der Mantel weit genug ist und sich leicht über Kostümjacken, Kleider und dicke Pullover ziehen lässt. Selten macht es eine vorteilhafte Silhouette, wenn Sie mehrere Schichten Schulterpolster übereinander tragen.

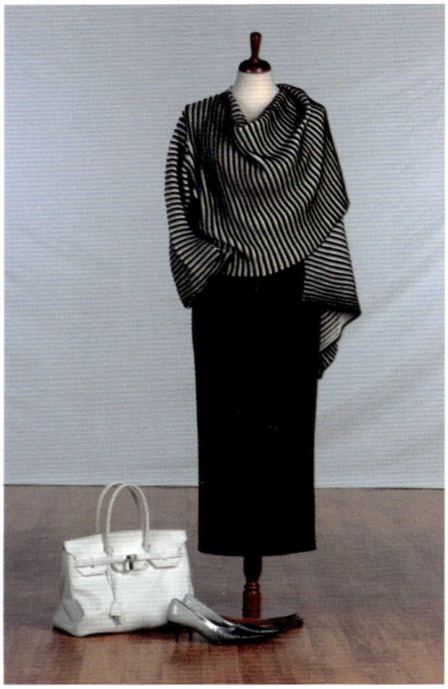

... einmal elegant kombinieren.

Wenn möglich, sollte der Rock- oder Kleidersaum nicht unter dem Mantel hervorschauen, es sei denn, Sie tragen einen Kurzmantel und der Effekt ist gewollt.
Eine dicke Daunenjacke über ein Businesskostüm gezogen oder ein sportlicher Mantel über ein Abendkleid sind einfach unpassend.
Sollten Sie über das Abendkleid keinen ausreichend langen Mantel besitzen, können ein langer Umhang oder eine Stola eine chice Alternative sein.

Schuhe

Farbe und Material der Schuhe sollen möglichst mit Ihren Handtaschen korrespondieren. Zur Grundausstattung gehören vier Paar Schuhe, die zu Röcken und Hosen passen, ein Paar geschlossene Pumps mit mittelhohem Absatz, Trotteurs (flache Schuhe) oder Mokassins.

Handtaschen

Mit einer etwas größeren Tasche für Krimskrams, einer klassischen Umhängtasche und einer modischen Tasche sind Sie gut ausgestattet.
Wenn Sie im Beruf eine Businesstasche brauchen, dann sollte sie so groß sein, dass Unterlagen oder eventuell der Laptop darin Platz finden.
Und vergessen Sie nicht, ein Täschchen für den Konzert- oder Theaterbesuch kann ein hübscher Blickfang sein.

Das Spiel mit Farben

Was wäre das Leben, die Mode ohne Farben? Eintönig, langweilig und trostlos. Das Spiel mit Farben in der Kleidung verlangt viel Fingerspitzengefühl. Die Antwort auf die Frage, ob Ihnen eine bestimmte Farbe passt oder nicht, finden Sie, indem Sie vergleichen und verschiedene Farben und Farbnuancen probieren. Auch ohne Farbberatung können Sie zu Ihren Farben kommen. Helles Orange oder sattes Orange? Mattes Schwarz oder klares Schwarz? Legen Sie sich bei Ihrem Einkauf links eine hell orangefarbene Stoffbahn auf die Schulter und rechts eine in kräftigem Orange.
Betrachten Sie dabei genau Ihre Haar-, Augen- und Hautfarbe.
Wo sehen Sie Unterschiede?
Lässt Sie die Farbe auf der einen Seite mehr erblühen, Ihre Augen mehr strahlen oder macht sie den Teint müde und blass? Wenn die Farbe, zum Beispiel Dunkelgrün, nicht zum Typ passt, kann ein Gesicht älter wirken.

Farben für die Grundgarderobe

Wählen Sie für Ihre Grundgarderobe neutrale Farben aus, die nicht von Ihrem Gesicht ablenken und gut zu kombinieren sind. Kleidungsstücke in neutralen Farben haben außerdem den Vorteil, dass sie viel häufiger und länger zu tragen sind.
Basisfarben für die Grundgarderobe sind zum Beispiel Schwarz, Blau, Anthrazit, Dunkelbraun, Dunkelblau, Dunkelgrün. Dunkle Farben drücken mehr Kompetenz aus als hellere Töne. Eine Grundgarderobe in Pastellfarben wirkt oft zu verspielt und wenig überzeugend. Diese Farben eignen sich eher für Twinsets, Blusen, Shirts, Tücher und Schals.

Passende Kombinationsfarben

Dunkle Grundfarben, wie Dunkelblau oder Schwarz, lassen sich leicht mit helleren Kombinationsfarben mischen. Es reicht vollkommen, wenn Sie sich zum Variieren für drei bis vier Kombinations-

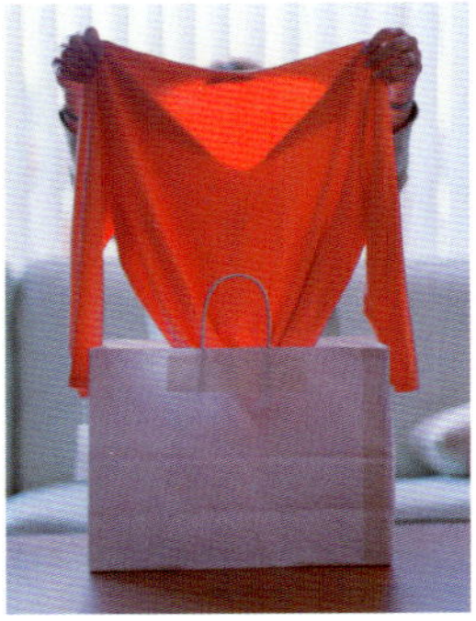

farben (z. B. Rosa, Rot usw.) entscheiden. Je mehr Kombinationsfarben Sie in Ihrem Kleiderschrank haben, umso mehr Accessoires brauchen Sie – es wird daher kostspieliger, wenn Sie mit den einzelnen Farben öfter spielen wollen. Einige wenige Kombinationsfarben genügen also, um Ihre Grundgarderobe immer wieder gut und kostengünstig zu verändern. Wählen Sie die Kombinationsfarbe aus, von der Sie genau wissen, dass sie wunderbar zu Ihnen passt. Und suchen Sie ganz gezielt vom Shirt über die Kette bis zur Handtasche alle Accessoires, die Sie gerne tragen möchten. Erst dann kaufen Sie die „Zutaten" in einer anderen Farbe.

Tageslicht oder Kunstlicht? Bedenken Sie, dass sich Farben je nach Lichtqualität verändern.

Lassen sich mehr als zwei Farben miteinander kombinieren?

Manchmal wirken nur zwei Farben harmonisch, eine dritte wird als unruhig empfunden. Manchmal kann eine dritte Farbe die Krönung des Outfits sein. Da sind modisches Fingerspitzengefühl und Ihre Experimentierfreudigkeit gefragt. Probieren Sie es einfach aus. Es ist auch eine Frage des Typs, ob die Kombination von mehreren Farben zu Ihnen passt oder nicht.

Kalt und warm mischen

Die Mischung von so genannten kalten und warmen Farben – Orange kombiniert mit kaltem Rot, Orange kombiniert mit kaltem Blau – kann in der Kombination fantastisch aussehen.

Farbharmonisch nur kalt und klar oder warm und gedämpft

Wenn Sie nach der Farbharmonie gehen, so tragen Sie Farben, die der Farbfamilie entsprechen. Es wird nicht die kalte klare Farbe mit der warmen, gedämpften gemischt, sondern die klaren kalten Farben werden mit klaren kalten Farben gemischt.

Komplementärfarben

Als Grundfarben gelten die Farben Rot, Gelb und Blau. Diesen drei Grundfarben stehen drei Komplementärfarben gegenüber.

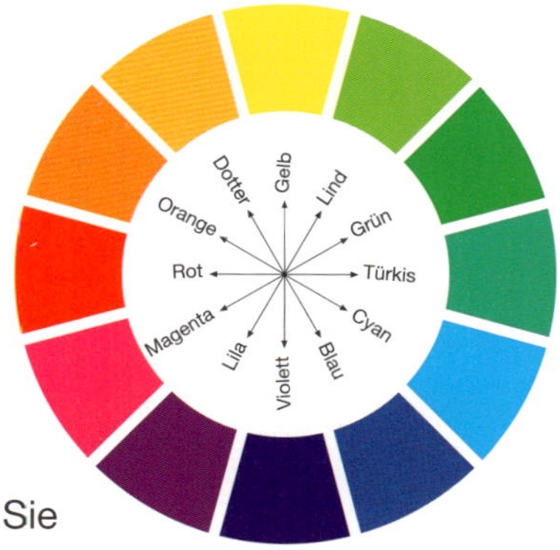

Grün ist die Komplementärfarbe von Rot.
Orange ist die Komplementärfarbe von Blau.
Violett ist die Komplementärfarbe von Gelb.
Die Komplementärfarbe Grün lässt die Farbe Rot interessanter aussehen und mehr leuchten.

Kontraste

Den stärksten Kontrast ergeben Schwarz und Weiß. Sie können mit jeder hellen Farbe zu dunklen Farben Kontraste schaffen. Alle dunklen Farben bieten sich als Kontrastfarben an. So kann auch das Dunkelblau des Winters mit dem hellen Lindgrün des Frühlingstyps tolle Kontraste bieten.

Jede Farbe besitzt eine Komplementärfarbe, das ist die Farbe, die ihr auf dem Farbkreis gegenüberliegt.

Die Wirkung von Farben:
eine kleine Farbenkunde

Schwarz

Das farblose, strenge und undurchschaubare Schwarz ist Ausdruck besonderer Festlichkeit und denkwürdiger Anlässe. Schwarz steht im Widerspruch zu allem, das bunt, lebensfroh und anregend ist.

- **Positive Assoziationen:**
  eindrucksvoll, dominant, dramatisch, feierlich
- **Negative Assoziationen:**
  Trauer, Verlust, Hoffnungslosigkeit, Eitelkeit
- **Zu tragen:**
  bei eleganten Anlässen
  wenn Sie sich Distanz verschaffen wollen
- **Zu vermeiden:**
  bei wichtigen Terminen, wenn Nähe erforderlich ist
  wenn Sie im Hintergrund stehen möchten

Schwarz ist die Farbe der Macht, Gewalt und des Todes, die Lieblingsfarbe der Designer und der Jugend, die Farbe der Negation und der Eleganz.

In Schwarz mit Weiß wirken Sie sehr festlich und distanziert. Nur Schwarz gekleidet erscheinen Sie unnahbar.

Grau

Grau gilt als anpassungsfähige, kombinationsfähige und diskrete Farbe. Mit Kleidung in dieser Farbe agieren Sie lieber unauffällig im Hintergrund.

- **Positive Assoziationen:**
  neutral, vorsichtig, diskret, kompromissbereit
- **Negative Assoziationen:**
  die graue Maus, die Farbe des Alten, kann altmodisch wirken
- **Zu tragen:**
  wenn Sie unauffällig bleiben wollen
  gemischt mit verschiedenen Grautönen kann diese Farbe sehr interessant wirken
- **Zu vermeiden:**
  bei wichtigen Terminen, wenn Sie Kompetenz ausstrahlen möchten, wenn Sie beachtet werden möchten

Grau gilt als die Farbe der Langeweile und des Altmodischen. Je dunkler das Grau, ins Anthrazit gehend, umso mehr Autorität strahlen Sie aus. Grau wirkt in Kaschmir edel und in Polyester billig.

Rot

Die „leidenschaftliche" Farbe gilt als Ausdruck von Lebensfreude und Emotion.

- **Positive Assoziationen:**
  aktiv, dynamisch, aufregend
- **Negative Assoziationen:**
  aggressiv, dominant, stressig
- **Zu tragen:**
  wenn Sie erkannt werden möchten oder im Mittelpunkt stehen wollen
  wenn Sie einen Energiestoß benötigen
- **Zu vermeiden:**
  wenn Sie sehr gestresst sind
  wenn Sie nicht bereit sind, die eigene Person zu verteidigen.

Rot ist die Farbe aller Leidenschaften – von der Liebe bis zum Hass –, die Farbe der Könige, der Freude und der Gefahr.
Je mehr das Rot zu Braun tendiert, desto beruhigender wirkt der Farbton.

Gelb

Die Farbe Gelb gilt als die freundlichste aller Farben und wirkt anregend und aufheiternd.

- **Positive Assoziationen:**
  heiter, optimistisch, ungehemmt
- **Negative Assoziationen:**
  impulsiv, launisch
- **Zu tragen:**
  wenn der Intellekt gefragt ist, wenn Sie sich aufheitern wollen
- **Zu vermeiden:**
  wenn Sie ein seriöses und vertrauenswürdiges Image vermitteln möchten

Gelb ist eine zwiespältige Farbe, die für Optimismus, Geiz und Eifersucht steht und zugleich als Farbe des Vergnügens angesehen wird.

Blau

Die Farbe Blau symbolisiert Gelassenheit, Beständigkeit und Pflichterfüllung, Treue und Vertrauen.

- **Positive Assoziationen:**
  ruhig, entspannend, beruhigend
- **Negative Assoziationen:**
  monoton, kalt, vorhersehbar
- **Zu tragen:**
  wenn Sie sich frisch und entspannt fühlen möchten
  wenn Sie Autorität vermitteln möchten
- **Zu vermeiden:**
  wenn Sie einen Energiestoß nötig haben

Blau ist die Lieblingsfarbe von vielen Menschen. Als Farbe der Sympathie, der Harmonie und der Treue, als Farbe der Tugenden wirkt sie trotzdem kalt und fern.

Blaue Kleidung wirkt vornehm, elegant und unaufdringlich. Blau löst ein Gefühl von Ruhe, Harmonie und Geborgenheit aus und vermittelt dadurch Entspannung.

Grün

Die Farbe Grün ist neutral, sie wirkt beruhigend und sicher. Sie gilt als „ausgleichend".

- **Positive Assoziationen:**
  selbstsicher, vertrauensvoll, mutig, konstant
- **Negative Assoziationen:**
  konservativ, langweilig
- **Zu tragen:**
  wenn wichtige Entscheidungen zu treffen sind
  wenn Sie sich vom Stress befreien möchten
- **Zu vermeiden:**
  wenn Sie Dynamik und Veränderungsbereitschaft zeigen möchten

Grün ist die Farbe der Fruchtbarkeit und der Hoffnung. Sie gilt als Farbe der ländlichen Kultur.

Orange

Orange, die Kombination von Licht und Wärme, ist die Symbolfarbe für Heiterkeit, Optimismus und Lebensfreude.

- **Positive Assoziationen:**
  heiter, lebhaft, optimistisch
- **Negative Assoziationen:**
  oberflächlich, kapriziös, unverschämt
- **Zu tragen:**
  wenn Sie Mut zeigen möchten
  wenn Sie auch im Dunklen sichtbar sein möchten
- **Zu vermeiden:**
  im Beruf als Kostümfarbe oder Farbe für einen Hosenanzug
  zu eleganten Anlässen

Orange ist die Farbe des Vergnügens und des Buddhismus. Exotisch, aufdringlich, trotzdem unterschätzt. Orange ist keine Businessfarbe, aber gedämpft in Kombination gut zu tragen.

Violett

Violett wird als Farbe der Extravaganz empfunden. Violett ist unkonventionell und originell.

- **Positive Assoziationen:**
  individuell, interessant, sensibel
- **Negative Assoziationen:**
  düster, eingebildet, zerstreut
- **Zu tragen:**
  wenn Sie extravagant erscheinen möchten und auffallen wollen
- **Zu vermeiden:**
  wenn Sie sich für Teamarbeit bewerben möchten

Violett ist die Farbe der Theologie, der Macht, der Magie und des Feminismus. Violett ist keine Businessfarbe, es erscheint sehr gewagt.

Braun

Die Bedeutung von Braun entspricht dem Bedürfnis nach Geborgenheit, Nestwärme und Gemütlichkeit.

- **Positive Assoziationen:**
  gemütlich, bodenständig, unauffällig, stabil, sicher
- **Negative Assoziationen:**
  Farbe der Askese
- **Zu tragen:**
  wenn Sie gemütlich erscheinen möchten
  wenn Sie Stabilität vermitteln möchten
- **Zu vermeiden:**
  im Business
  wenn Sie Kompetenz brauchen

Braun ist die Farbe der Gemütlichkeit, des Altmodischen. Als Farbe eher verachtet, ist Braun in der Mode sehr trendy. Braun wirkt nicht edel und ist keine Farbe für Abendkleidung.

Was trägt frau bei …?

Der Anlass bestimmt die Kleidung

Sind Sie zu einer Hochzeit, einem Gartenfest oder in die Oper eingeladen? Ist ein Familienfest angesagt, findet das Abschlussfest in der Schule statt oder flattert Ihnen die Ankündigung vom bevorstehenden Klassentreffen ins Haus?
Ein Anlass steht also bevor und Sie haben nichts anzuziehen. Das Gefühl, nichts Passendes im Kleiderschrank zu finden und etwas Neues kaufen zu müssen, kann Sie ganz schön unter Druck setzen. Aus Erfahrung wissen Sie, dass Last-Minute-Einkäufe stressig, halbherzig oder gar erfolglos sein können. Am liebsten würden Sie gar nicht hingehen.
Doch absagen, nur weil Sie nicht die passende Ausgehgarderobe gefunden haben? Kommt nicht in Frage. Für die erfolgreiche Suche nach dem richtigen Outfit ist es wichtig zu wissen, welche Kleidung von Ihnen erwartet wird, da Sie weder „overdressed" noch „underdressed" erscheinen wollen. Wobei es nicht so schlimm ist, wenn Sie etwas zu elegant angezogen sind, Sie zeigen damit, dass Ihnen der Anlass wichtig ist. Wenn Sie aber „underdressed" erscheinen, schwächt das Ihre Position und Sie werden sich den ganzen Abend nicht wohl fühlen.
Doch zurück zur Suche nach der passenden Ausgehgarderobe. Entweder fragen Sie telefonisch bei der Gastgeberin, dem Gastgeber nach oder Sie finden Hinweise auf der Einladung.

Auf der Einladung kann stehen:

- **„Abendkleidung"** die Dame trägt kein Tageskleid
- **„Cravatte noire"** oder **„Black tie"**
  die Dame trägt Abendkleid, der Herr Smoking
- **„Habit noir"** für die Dame gilt das Abendkleid, der Herr kann zwischen Smoking und Frack wählen

- **„Cravatte blanche“** oder **„White tie“**
  hier gilt für den Herrn Frack und für die Dame das Abendkleid
- **„Wir heiraten in Tracht“** Für die Gäste ist es selbstverständlich, sich an diesem Wunsch zu orientieren. Besitzen Sie eine Tracht? Wenn nicht, können Sie nachfragen, ob bei der Trachtenhochzeit Trachten obligat sind oder nicht
- **„Business casual“** übliche Geschäftskleidung,
  Dame trägt Kostüm oder Hosenanzug, Herr trägt Anzug

Der Spezialtipp

Stellen Sie sich eine Ausgehgarderobe zusammen, in der Sie sich wohl fühlen und die für viele Gelegenheiten variabel ist. Es gibt nichts Schöneres als zu wissen, dass Sie sich vor dem Festspielbesuch oder für die Erstkommunion etwas Neues gönnen können, aber nicht einkaufen gehen müssen, weil sich die passende Garderobe ohnehin in Ihrem Schrank befindet.

Hochzeit

Meist lässt sich aus der Hochzeitseinladung und aus dem Veranstaltungsort entnehmen, ob eher sehr elegante oder sehr festliche Kleidung erwünscht ist. Ist das nicht der Fall, liegen Sie nie falsch, wenn Sie sich für elegante Kleidung entscheiden.
Eine Hochzeit ist ein besonderer Anlass, der durch besondere Kleidung geachtet werden soll. Hochzeitsgäste empfinden Jeans als Respektlosigkeit, außer das Brautpaar trägt Jeans.
Zwei Kleiderfarben haben aber auf einer Hochzeit nichts verloren: Weiß (Creme und Elfenbein) und Schwarz bei Damen. Die weiße Kleidung ist ausschließlich der Braut vorbehalten. Schwarz steht für Trauer und ist auf einer Hochzeit nicht angebracht.

Standesamtliche Trauung

Dafür gibt es keine besonderen Kleidungsvorschriften. Entfällt eine kirchliche Trauung, so wird die Kleidung festlicher sein. Kostüm, Hosenanzug oder Kleid passen gut.

Themenhochzeit

Sind Sie zu einer so genannten Themenhochzeit eingeladen, finden Sie die entsprechenden Kleidungshinweise in der Einladung. Je nach angesagtem Thema kann Ihnen auch ein Kostümverleih oder ein Theaterfundus weiterhelfen.

Polterabend

Für einen Polterabend, meist ein Fest in locker gemütlicher Atmosphäre, ist die Kleiderordnung nicht so streng. Mit sportlichem bis sportlich-elegantem Outfit sind Sie bestens gekleidet. Ausgenommen, dieser Abend findet in einem sehr eleganten Rahmen statt.

Taufe, Firmung/Konfirmation, Erstkommunion

Das sind besondere Feste im Leben eines Kindes oder Jugendlichen. Für diesen Anlass steht festliche Kleidung für alle im Vordergrund.

Sommerfest oder Gartenfest

Bequemlichkeit darf an erster Stelle stehen. Kleider und Hosenkombinationen in leichten Sommerstoffen sind gefragt, also Casual/Freizeitkleidung (siehe „Das kleine Kleidereinmaleins“, Seite 38). Sind Sie unsicher, es könnte ja auch ein eleganteres Sommerfest sein, fragen Sie die Gastgeber.

Sportfest

Sportliche Kleidung ist angesagt.

Klassentreffen

Nach vielen Jahren treffen Sie Ihre Schulkolleginnen wieder. Wollen Sie sich von Ihrer schönsten Seite zeigen? Dann ziehen Sie Ihr bestes Stück an, in dem Sie richtig gut zur Geltung kommen. Vermeiden Sie ein strenges Businesskostüm, außer Sie ergänzen es mit tollen Accessoires.

Theater oder Konzertbesuch

In einem dunklen, eleganten Kostüm oder Hosenanzug, eventuell mit einem Paillettentop, sind Sie zu diesem Anlass perfekt angezogen. Für eine Premiere wird die Kleidung festlicher.

Festspiele

Festspiele in einem Steinbruch? Oder in Salzburg und Bayreuth? Bei den Festspielen in Salzburg und Bayreuth ist das lange Abendkleid obligat. Anders die Kleidung für „Jedermann" am Salzburger Domplatz. Die Veranstaltung findet im Freien statt und da kann es im Sommer sehr heiß sein. Empfehlenswert ist ein festliches kurzes Kleid oder ein feiner Hosenanzug, beziehungsweise ein Kostüm.

Schiffsreise

Legere Kleidung lautet das Stichwort für die Kleidung an Deck während des Tages. Für den Abend passt sportlich-elegante Kleidung. Gibt es festliche Anlässe an Bord, erfordern diese ein Cocktailkleid, ein festliches Kostüm oder einen Hosenanzug. Um keine unliebsamen Überraschungen zu erleben, erkundigen Sie sich immer vorher, was getragen wird.

Geschäftsreise

Um bei einer Geschäftsreise richtig angezogen zu sein, überlegen Sie genau, wer Ihre Kunden sind und welche Aktivitäten geplant sind. Auch das Land, wo es hingehen soll, spielt eine wesentliche Rolle. Beachten Sie, auch wenn Ihre Kunden sehr leger angezogen sind, dass Sie das Unternehmen repräsentieren und kleiden Sie sich dem Stil entsprechend. In Kostüm oder Hosenanzug sind Sie immer gut angezogen.

Packen Sie eine passende Kleidung für ein Abendessen ein, auch wenn dieses nicht geplant ist. Sie wissen nie, ob Sie nicht kurzfristig eine Einladung erhalten. Gute Kombinationen bewähren sich, damit nicht vier Paar Schuhe und drei Handtaschen in Ihrem Koffer Platz finden müssen. Packen Sie auf jeden Fall genügend Blusen und Shirts zum Wechseln ein.
Vergessen Sie nicht auf zweckmäßige Schuhe, denn der Tag kann sehr lang sein.
Das Reisebügeleisen leistet Ihnen unterwegs gute Dienste.

Betriebsausflug

Bei einem Betriebsausflug ist das Programm vorgegeben. Die Kleidung richtet sich nach der Art der geplanten Aktivitäten. Steht keine Kleiderempfehlung auf der Einladung, fragen Sie im Sekretariat nach.

Schulfest

Für Kinder und Jugendliche ist es wichtig, dass Eltern nicht „unangenehm" auffallen. Es kommt auch auf die Schule an, welche Traditionen in Sachen Kleidung dort eingeführt sind. Erkundigen Sie sich bei Eltern, deren Kinder schon länger an der Schule sind. Es ist immer von Vorteil, sich dem fröhlichen Fest auch in der Kleidung anzupassen. Ein dunkles Kostüm wäre fehl am Platz.

Abitur-/Maturafeier

Je nach Schule variiert hier die Kleidung vom Abendkleid bis zum festlichen Kostüm. Auch hier gilt es nachzufragen.

Familienfest

Findet es im privaten Rahmen oder im Restaurant statt? Ist es ein feines Restaurant oder ein gemütliches Gasthaus? Im privaten Rahmen kann die Kleidung eher zwanglos sein. Im feinen Restaurant etwa formeller und im Gasthaus eine Mischung aus sportlich/elegant.

Trauerfeier und Beerdigung

Zu diesem Anlass ist ohne Ausnahme dunkle Kleidung zu tragen. Sie muss nicht mehr nur Schwarz sein, sondern kann auch Anthrazit oder Dunkelblau sein. Bluse oder Shirt können durchaus heller sein. Auf keinen Fall erlauben Sie sich, mit unbedeckten Schultern oder Spagettiträgern zu einer Beerdigung zu gehen.

Der Kondolenzbesuch

Je näher Sie der Trauerfamilie stehen, desto weniger spielt hier die Kleidung eine Rolle. Hier geht es um Anteilnahme und Trost. Vermeiden Sie bunte Kleidung und „laute“ Farben. Dunkle Kleidung ist immer richtig.

Restaurantbesuch

Je eleganter das Restaurant, desto eleganter die Kleidung. In einem „Hauben-“ oder „Sterne“-Restaurant ist ein Kostüm oder Hosenanzug immer richtig. Sie können mit Stoffen, Farben und Mustern variieren.

Geschäftsessen

Bevorzugen Sie formelle Kleidung wie ein dunkles Kostüm oder einen Hosenanzug und vermeiden Sie bunte, erotische und schrille Kleidung.

Der Spezialtipp

Sie sind eingeladen: Sie haben bereits die Gastgeber begrüßt und nun etwas Zeit. Wie wäre es nun mit einem entspannendem Glas Wein? Nutzen Sie diese Gelegenheit, um die anderen Gäste zu beobachten. Was tragen sie zu diesem Anlass? Eleganten Pullover mit schönem Schmuck? Ein chices Kleid? Jeans mit extravagantem Top? Sammeln Sie Anregungen für künftige Einladungen bei diesen Gastgebern.

Das kleine Kleidereinmaleins

Offizielle oder festliche Kleidung

Das heißt, bei Opernpremiere, Ball, Beerdigung, Hochzeit, Cocktailparty, Empfang und akademischer Feier tragen Damen das große Abendkleid mit Abendmantel, das Ball- oder Cocktailkleid sowie das festliche Kostüm und zur Beerdigung das schwarze oder dunkle Kostüm. Andere Kleidungsstücke sind bei diesem Dresscode nicht angemessen.

Formelle Kleidung

Sind Sie geschäftlich unterwegs oder zu einem Familienfest eingeladen, ist formelle Kleidung angebracht. Im Vergleich zur Freizeitkleidung ist diese eine teurere Kleidung mit einer gewissen Eleganz.

Für die Dame kann es ein Kostüm, eine Kombination, ein schlichtes Kleid oder ein Hosenanzug sein. Schultern und Oberarme sind dabei stets bedeckt, also niemals ärmellos. Zu den nicht allzu hohen, aber trotzdem eleganten Schuhen gehören auf jeden Fall Strümpfe oder Strumpfhose.

Ein Stilbruch wäre es, wenn Sie in hautengen Jeans, im knappen Minirock, in transparenter Bluse oder im ärmellosen Shirt kommen, auch wenn es teure Designerwaren sind und modisch der letzte Schrei. Der Anlass, für den Sie sich kleiden müssen, ist formell.

Casual/Freizeitkleidung

Die Kleidung für Ihre Freizeit können Sie auch in Berufen tragen, wo Geschäftskleidung nicht üblich ist. Gemeint ist einfache Kleidung, die nicht unbedingt zur Kleiderreinigung muss, sondern pflegeleicht ist. Dennoch sollten Sie in Freizeitkleidung attraktiv und gut angezogen aussehen.

Der Ausdruck „Casual“ für Freizeitkleidung kommt aus dem Amerikanischen und bedeutet in der Übersetzung „sportlich“. Gute Kleidung wird locker getragen. Lässig, aber nicht nachlässig ist damit gemeint. In zukunftsweisenden oder bewegungs- und gesundheitsorientierten Branchen wird immer häufiger der Dresscode für Veranstaltungen oder als Firmenkleidung „casual" ausgegeben.

Smart Casual

Diese Kleiderregel bedeutet stilvolle Freizeitkleidung, locker getragen. Edle Naturmaterialien, die Accessoires sind schlicht. Businessfarben sind hier kaum zu finden und wenn, dann nur in Kombination mit sportlichen Materialien. Sie können einen feinen Blazer zu Jeans tragen, ob mit Bluse oder Shirt.

Sportliche Kleidung

Beim Sport, am Strand, beim Spielen mit kleinen Kindern oder eben für sportliche Aktivitäten kleiden Sie sich entsprechend bequem. Shorts und Jogginganzüge, auch wenn sie in Mode sind und von bekannten Designern stammen, sind aber als Straßenkleidung nicht geeignet.

Reine **Typsache**

Stil ist keine Modeerscheinung

Modisch oder altmodisch. Schlampig oder perfekt. Kurvig oder unförmig. Originell oder langweilig. Leger oder seriös. Was macht nun also den persönlichen Stil aus? Es ist der Gesamteindruck. Die Gestalt, die Haut, der Ausdruck der Augen, die Art zu sprechen, das Auftreten und die Umgangsformen. Und es ist die Wahl der Kleidung, die eine Persönlichkeit unterstreicht.

„Stil kann frau nicht lernen. Sie hat ihn oder hat ihn nicht." Vergessen Sie diese oder ähnliche Sätze. Stilentscheidungen treffen Sie jeden Tag. Sie sind geprägt von Ihrem persönlichen Geschmack. Die Freiheit sich zu kleiden ist fast grenzenlos. Lieben Sie Klassisch? Rot oder weiß? Bevorzugen Sie Rock oder Hose? Farbige Schuhe? Verblüffende Accessoires?

Wo aber findet frau brauchbare Tipps, die sie in Sachen Mode und Stil sicher machen? Wo kann sie sich inspirieren lassen, wo ästhetische Anregungen finden? In Modemagazinen kaum. Da finden Sie auf den Hochglanzseiten magersüchtige Models zu einem fotografischen Gesamtkunstwerk inszeniert. Und Sie fragen bei dem Anblick dieser „Kunstwerke" zu Recht, was das mit Ihnen zu tun hat.

Sie sind eine Frau, die sich entwickelt. Und die auch in Stilfragen nicht stehen bleibt. Es ist schwierig, beim heutigen Modediktat seinem Typ gerecht zu. Entweder ist die aktuelle Moderichtung zu sportlich, dann findet sich die „elegante" Frau kaum wieder oder es beherrscht der Girlie-Look die Auslagen, für den Sie tunlichst 13 Jahre alt sein und maximal Kleidergröße 34 tragen sollten. Wenn es heißt: „Frau trägt heuer ...", so ist nicht der Stil, der Ihrem Typ entspricht, gemeint, sondern nur der aktuelle Modetrend.

Stil ist keine Modeerscheinung. Wenn Stil das Individuelle Ihrer Persönlichkeit unterstreichen kann, entfaltet sich Ihre wahre Schönheit unabhängig von Modediktaten.

Welcher Frauentyp sind Sie?

Das Zusammenspiel von Körperbau, Gesichts- und Kopfform, der Farbe von Haut und Haar und der Körpersprache bestimmt den Typ jeder Frau. Es ist aber auch der Klang der Stimme, der Ausdruck der Augen, die Lebendigkeit des Geistes und die Tiefe der Seele, die eine Frau interessant und ansprechend machen.

Bei der Frage, welcher Frauentyp sind Sie, sind es hier aber die äußerlichen Merkmale, die im Blickpunkt der Betrachtung stehen. Die Naturelllehre nach Carl Huter unterscheidet drei Grundnaturelle: Bewegung, Ernährung und Empfindung. Fast alle Frauen sind so genannte Mischtypen, das heißt mit unterschiedlichen Anteilen an Bewegung, Ernährung und Empfindung ausgestattet. Die typischen Merkmale, die den Grundtypen zugrunde liegen, können aber variieren und sind nicht zuletzt durch Erziehung und Umfeld stark geprägt.

Die Naturelllehre nach Carl Huter unterscheidet drei Grundnaturelle:

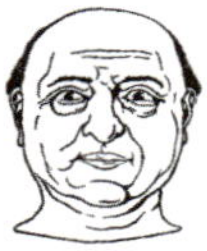

Ernährung

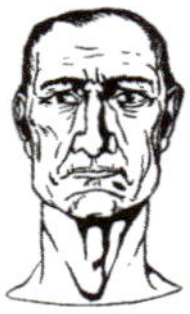

Bewegung

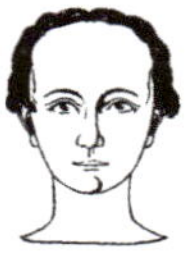

Empfindung

Ernährung = die so genannte „Bodenständige"
Die deutsche Schauspielerin Marianne Sägebrecht entspricht dem Ernährungstyp.
Bewegung = die so genannte „Sportliche"
Die ehemalige Weltklassesportlerin im Tennis Martina Navratilova ist das beste Beispiel für den Bewegungstyp.
Empfindung = die so genannte „Feine"
Nicole Kidman wirkt trotz ihrer Körpergröße auf allen Fotos zart und zerbrechlich. Sie verkörpert den Empfindungstyp.

Ähnlich beschreibt die Konstitutionslehre nach Kretschmer die Grundformen des menschlichen Körperbaus.
pyknisch = kurz und rundlich
athletisch = groß und sportlich
leptosom = schmal und fein

Merkmale des Ernährungstyps

- Gedrungener Körperbau, etwas kurz und rundlich
- Hautoberfläche großporig
- Schwitzt sehr leicht
- Kein Sporttyp
- Bevorzugt bodenständiges Essen. Liebt es, Leute um sich zu haben und gut zu essen. Isst gerne und mit Genuss.
- Strahlt auch in der Kleidung Gemütlichkeit aus.
- Diesem Frauentyp passen Trachten genauso wie ein Hosenanzug aus festen Stoffen.

Merkmale des Bewegungstyps

- Langgliedrig und muskulös
- Arme, Beine, Hals lang, Oberkörper eher kürzer
- Hautoberfläche ledrig
- Groß und durchtrainiert. Auch wenn der Bewegungstyp keinen Sport betreibt, ist er muskulös. Er lebt Bewegung im Beruf aus.
- Hat viel Ausdauer und eine starke motorische Energie. Um Ziele zu erreichen, treten Genussleben, Ruhe, Zartheit und Empfindung zurück.
- Kantiges Gesicht, das hart wirken kann
- Essen dient eher zur Nahrungsaufnahme
- Der Stil geht in die sportliche Richtung. Dieser Frauentyp trägt aber auch Kostüm und Hosenanzug.

Merkmale des Empfindungstyps

- Fein, meist eher kleines Gesicht
- Körperbau feingliedrig und leicht

- Die Bewegungen sind sehr graziös.
- Hautoberfläche und Haare sind fein.
- Das Gesicht hat etwas sehr Jugendliches.
- Dieser Frauentyp liebt die feinen Genüsse des Lebens.
- Beim Essen isst sie wenig, dafür aber mit Genuss.
- Ihr Stil ist edel, fein, als außergewöhnlich zu beschreiben. Die Kleidung darf nichts Grobes und Schweres haben, sonst geht die „Leichtigkeit des Typs“ unter.

Wie bestimmen Sie Ihren Typ?

Sie zählen sich zu keinem der drei oben genannten Typen – Ernährung, Bewegung, Empfindung –, obwohl Sie die einen oder anderen Merkmale an sich festgestellt haben? Die meisten Frauen sind Mischtypen mit unterschiedlichen Anteilen an Bewegung, Ernährung und Empfindung. Laden Sie die beste Freundin ein und gehen Sie gemeinsam mit ihr die folgende Checkliste durch. Oder betrachten Sie sich eingehend auf einem Foto, auf dem Sie sich gut gefallen. Wie schätzen Sie Ihren Typ ein?

- Wie wirkt der Gesamteindruck?
  Eher fein, groß und schlaksig, klein, gedrungen
  oder grobknochig?
- Sind die Haare fein oder sehr dick und fest?
- Wie ist Ihre Hautoberfläche? Fein, fest, großporig oder ledrig?
- Sind Ihre Handgelenke zierlich oder kräftig?
- Beobachten Sie Ihre Bewegungen. Sind sie zurückhaltend, schwerfällig? Oder sind Sie ständig in Bewegung?
- Wie sind Ihre Augen? Voller Neugier, fragend, zurückhaltend, offen, warmherzig, leuchtend, sitzt Ihnen der Schalk im Auge?

Wie sehen Sie sich?

1 | Wie ist Ihr Körperbau?

- ☐ feingliedrig, zart – Empfindungsanteil
- ☐ groß, sportlich, muskulös, lange Arme, lange Beine, kurzer Oberkörper – Bewegungsanteil
- ☐ gedrungen, kurze Arme, kurze Beine, kurzer Hals, wirkt massig – Ernährungsanteil

2 | Wie ist Ihre Gesichtsform?

- ☐ zart, zierlich – Empfindungsanteil
- ☐ kantig und feinporig – Bewegungs- und Empfindungsanteil
- ☐ kantig und grobporig – Bewegungs- und Ernährungsanteil
- ☐ kantig und ledrig – Bewegungsanteil
- ☐ rund und feinporig – Empfindungs- und Ernährungsanteil
- ☐ rund und grobporig – Ernährungsanteil

3 | Wie sind Ihre Haare?

- ☐ fein – Empfindungsanteil
- ☐ mittelstark – Bewegungsanteil
- ☐ dicke, feste Haare – Bewegungs- und/oder Ernährungsanteil

4 | Wie ist die Haut?

- ☐ feinporig – Empfindungsanteil
- ☐ fest, aber sehr glatt – Mischtypen, der Gesamteindruck ist ausschlaggebend
- ☐ vom Wetter gegerbt, ledrig – Bewegungsanteil
- ☐ grobporig – Ernährungsanteil

5 | Wie sind Ihre Körperbewegungen?

- ☐ ruhig, fein – Empfindungsanteil
- ☐ ständig in Bewegung – Bewegungsanteil
- ☐ fest, manchmal etwas schwerfällig – Ernährungsanteil

Welcher Typ überwiegt?

Zu welchem der drei Naturelle Ihr Gesicht und Ihr Körperbau zuzuordnen sind, ist leicht erkennbar. Da können Sie die erste Zuordnung treffen. Danach legen Sie Ihr Augenmerk auf Ihre Haare, die Hände ...
Sie können eine Mischung von Ernährung-Bewegung oder Bewegung-Empfindung oder aber auch von Ernährung-Bewegung-Empfindung sein.

	Ernährungsnaturell	Bewegungsnaturell	Empfindungsnaturell
Gesicht	breit, voll, rund, weich, klein	lang, schmal, hager, knochig	fein, schmal, zart
Körperbau	rund und dick, Bauchumfang größer als Brustumfang	breit, Bauchumfang kleiner als Brustumfang, lang, sehnig, muskulös	dünn, schlank, zart, mittellang
Hals	kurz und dick	lang, sehnig, muskulös	dünn und mittellang
Haut	dünn, schwammig großporig	fest, vom Wetter gegerbt, trocken	dünn, zart, elastisch feinporig
Haare	mittelstark	stark, fest	fein, dünn, seidig
Mund	Lippen fleischig und dicker	Oberlippe schmal und straff, Unterlippe meist muskulös und kräftig	klein und fein geformt
Arme, Hände und Finger	beim Rumpf dick, laufen relativ kurz und dünn aus, Oberarme länger als Unterarme	kräftig und lang Unterarme länger als Oberarme	dünn, schlank, mittellang

Welche Anteile von Bewegung, Ernährung, Empfindung überwiegen?

Ist der Gesamteindruck Ihres Gesichtes und Ihres Körpers der des Bewegungstyps, also athletisch und lang, die Haut ist nicht vom Wetter gegerbt, sondern fein und edel, so ist Ihr Typ zwar bewegungsorientiert, wirkt aber durch die feine Haut sehr edel. Der Gesamteindruck erscheint eher elegant, deshalb sollten auch die Stoffe Ihrer Kleidung edel sein.

Sie haben eine große Konfektionsgröße, aber Ihr Gesicht, Hände, Haut, Fesseln und Haare wirken fein, so dominieren trotz des Körpergewichtes die Anteile des Empfindungstyps. Keine steifen Stoffe, sondern zarte und feine Stoffe mit etwas „Körper" passen zu Ihnen.

Ist der Körperbau dem Empfindungstyp ähnlich, doch hat Ihr Gesicht einen starken Ernährungsanteil (rundlich), so dominiert der Empfindungstyp und hat einen kleinen Anteil des Ernährungstyps. Auch zu Ihnen passen zarte und feine Stoffe.

Eine Frage des Stils

Den Stiltyp können Sie aufgrund der Grundnaturelle nicht feststellen. Außer Sie sind eindeutig zu einem der drei Naturelle zuzuordnen, dann ist es einfach. Es sind die dominierenden Anteile, die Ihren Typ bestimmen.

Zu den gängigen Stiltypen zählen

- die Lebhafte
- die Kraftvolle
- die Natürliche
- die Sportliche
- die Romantische
- die Zarte oder Empfindsame
- die Klassische

- die Extravagante
- die Unkomplizierte
- die Glamouröse
- die Leidenschaftliche
- die Rebellische
- die Provokante

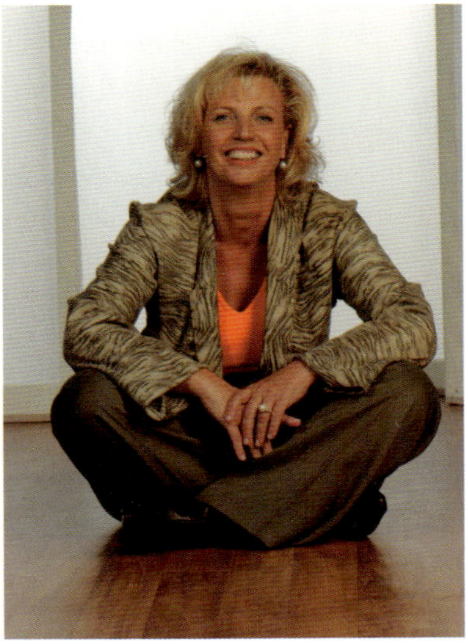

„Immer Neues probieren." – Die „Lebhafte" ist in Sachen Mode sehr experimentierfreudig

Die Lebhafte

Diese Frau wirkt wie das blühende Leben, belebend und anregend. Sie ist aufgeschlossen und lebhaft, offen für alles Neue. Sie steht mit vielen Menschen in regem Kontakt. Ihre Körperformen sind betont weiblich. Ihr Stil ist modisch und experimentierfreudig. Ob Tigermuster oder Blumenstoffe, sie liebt Muster und Accessoires. Die Lebhafte sieht viele Möglichkeiten sich weiblich, sexy oder auch trendy zu kleiden. Ihre Materialien sind Musselin, Seide, Veloursleder, feines Leinen, aber auch Jeans. Dieser Typ kann entweder eine Mischung von Empfindung, Bewegung und Ernährung sein oder aus Empfindung und Bewegung. Prinzessin Maxima von den Niederlanden verkörpert diesen Frauentyp.

Die Kraftvolle

Diese Frau steht mit beiden Beinen im Leben. Sie hat Führungsqualitäten und liebt die Eleganz. Man glaubt, was sie sagt, sie vermittelt Kompetenz. Ihr Stil ist zurückhaltend, aber kraftvoll. Die Accessoires schlicht, aber wertvoll. Sie liebt Wolle, Cashmere, Garbadine, Kammgarn, Samt. Zarte Gewebe liegen ihr gar nicht, Stoffe mit „Körper" kommen an ihr wirkungsvoll zur Geltung. Die Kraftvolle ist eine Mischung von Ernährungs- und Bewegungsnaturell, groß und stattlich. Sie ist ständig in Bewegung und der Körperbau wirkt kraftvoll. Ingrid Thurnherr und Maybrit Illner verkörpern diesen Frauentyp.

Die Natürliche

Diese Frau ist sehr naturverbunden, braucht Bewegungsfreiheit und liebt schlichte Kleidung und bequemes Schuhwerk. Sie trägt kaum Make-up. Sie ist unkompliziert. Ihr Stil hat nichts Verspieltes, sondern etwas Kräftiges. Sie bevorzugt Materialien wie Tweed, grobes Leinen, Baumwolle, Strick und dicke Wollstoffe. Dieser Typ kann ein Ernährungs- oder ein Bewegungsnaturell sein oder auch eine Mischung von beiden. Die Haut ist fest und wirkt robust. Ruth Drexel, Marie-Luise Marjan und Elke Heidenreich verkörpern diesen Frauentyp.

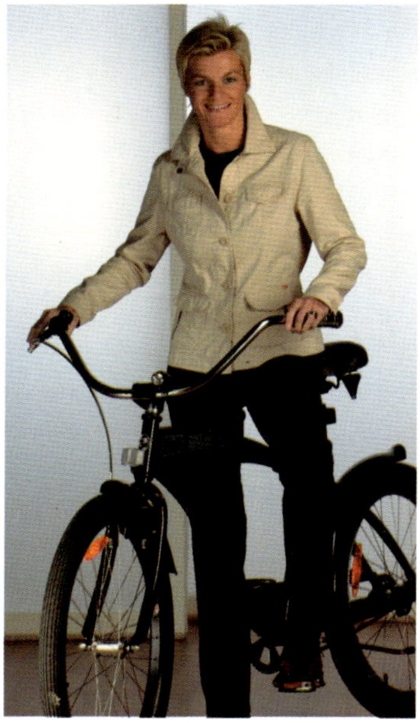

„Kleidung soll bequem sein." – Die „Sportliche" trägt gerne Hosen und Jeans.

Die Sportliche

Diese Frau liebt Bewegung. Sport ist ihr Lebenselixier. Sie trägt meist kurze Haare und ihr Gesicht wirkt zurückhaltend und eher männlich. Sie liebt bequeme Kleidung. Mit Accessoires wirkt sie schnell „überladen". Weniger ist mehr. Ihr Körper wirkt sehnig und muskulös. Ihr Stil ist sportlich. Sie ist der Natürlichen sehr ähnlich, mit dem Unterschied, dass sie Sport betreibt und durchtrainiert ist. Macht sie keinen Sport, wirkt der Körper trotzdem muskulös, lebt Sie Ihre Bewegung im Beruf aus. Sie liebt feste und grobe Materialien wie Tweed, grobes Leinen, Baumwolle, Strick und dicke Wollstoffe. Die Sportliche ist im Temperament eher zurückhaltend und kühl. Vorsicht: Auch eine Lebhafte oder die Romantische können Sport lieben, sie sind aber trotzdem keine sportlichen Stiltypen. Martina Navratilova verkörpert diesen Frauentyp.

Die Romantische

Diese Frau wirkt feminin und verspielt. Ihre Haare sind lockig und fallen weich. Ihr Gesicht wirkt sanft und lieblich. Ihre Körperformen sind weiblich. Sie liebt weich fallende Stoffe, Blumenmuster oder runde Muster zu Kleidern verarbeitet. Ihr Stil ist verspielt mit vielen Details.

Die passenden Materialien sind Seide, Viskose, Cashmere, Batist, also Stoffe, die fein und edel wirken. Sie ist ein reiner Empfindungstyp, weich und empfindsam. Sie hat etwas Mädchenhaftes an sich.
Diesem Stiltyp ähnlich ist auch eine feminine Frau, welche jedoch wenig bis gar keine Blumen oder Rüschen trägt. Nur die Linienführung ihrer Kleidung ist ebenfalls weich und fließend. Barbara Wussow verkörpert diesen Frauentyp.

Die Zarte oder Empfindsame

Diese Frau wirkt zerbrechlich und leicht. Sie liebt weiche Stoffe, die ihre Zartheit unterstreichen. Ihr stehen weiche, zarte Muster. Nur bei floralen Mustern ist Vorsicht geboten, die können an ihr leicht bieder wirken. Im Berufsleben muss sich dieser Stiltyp „härter" stylen, um als kompetent wahrgenommen zu werden. Ihre Materialien sind Seide, Viskose, Batist, Samt, alles was fein und edel wirkt. Dieser Typ ist ein reiner Empfindungstyp, zurückhaltend und empfindsam. Nicole Kidman, Diane Krüger und Kate Moss verkörpern diesen Frauentyp.

Die Klassische

Diese Frau liebt edle Materialien, schlichtes Design, sie ist für das Pure. Zeitlosigkeit und Eleganz sind ihre Zauberworte. Sie ist nie ungeschminkt und achtet sehr auf das Aussehen. Die Klassische ist zurückhaltend und wirkt sehr vornehm. Sie liebt Materialien wie feine Wolle, Cashmere, Garbadine, Kammgarn und Samt.
Dieser Typ kann ein Ernährungsnaturell, Bewegungsnaturell oder Empfindungsnaturell sein oder eine Mischung von allen Dreien. Doch fällt die glatte und feine Hautoberfläche vom Empfindungstyp auf. Grace Kelly, Catherine Deneuve und Sabine Christiansen verkörpern diesen Frauentyp.

Die Extravagante

Diese Frau hat einen erlesenen Geschmack. Ausgefallen und teuer. Sie liebt außergewöhnliche Farben, Stoffe und Schnitte. Sie kauft nichts „Normales". Auch die Accessoires sind besonders. Bevorzugte Materialien sind Taft, Satin, Moiré, feinste Wollstoffe, Brokat, die nie billig wirken. Sie inszeniert sich. Dieser Typ ist meist ein Bewegungsnaturell mit der feinen Haut vom Empfindungsnaturell. Catherine Zeta-Jones, Jaqueline Kennedy und Sonja Kirchberger verkörpern diesen Frauentyp.

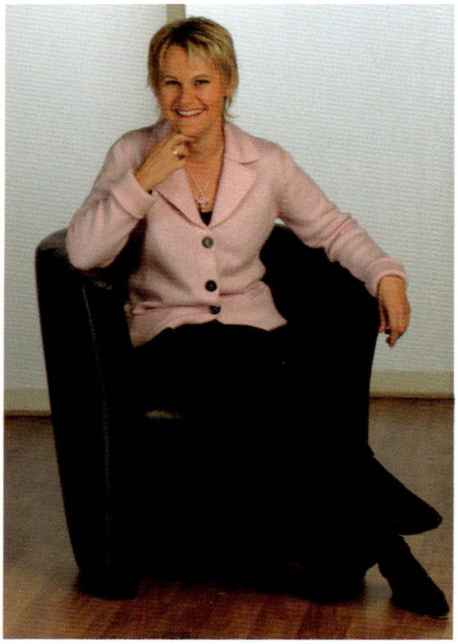

„Erlaubt ist, was gefällt." – Die „Unkomplizierte" kann sich von feminin bis sportlich stylen.

Die Unkomplizierte

Diese Frau ist spontan, hilfsbereit, natürlich und unkompliziert. Mit ihr lassen sich „Pferde stehlen". Freunde und Familie bedeuten ihr sehr viel. Sie ist im Stil wandelbar. Von sehr schlicht bis ausgefallen, je nach Laune und Anlass. Sie bevorzugt unkomplizierte Materialien, wie Baumwolle, Wolle, Strick, Jeans, aber auch Mikrofasern. Bärbel Schäfer verkörpert diesen Frauentyp.

Die Glamouröse

Das Rampenlicht, der Luxus und Glamour haben es ihr angetan. Sie inszeniert sich perfekt. Sie liebt alles Raffinierte, Ausgefallene und Luxuriöse. Sie ist betont weiblich und lasziv. Ihre Materialien sind transparente Stoffe, Glanzstoffe, glamouröse Muster. Dieser Typ ist eine Mischung aus Empfindungstyp und Bewegungstyp mit sehr weiblichen, erotischen Körperformen. Marilyn Monroe, Nina Ruge, Madonna und Michelle Hunziker verkörpern diesen Frauentyp.

Die Leidenschaftliche

In allem, was diese Frau tut, steckt Leidenschaft und Großzügigkeit. Sie liebt ausdrucksstarke Kleidung, die das Leidenschaftliche unterstreicht. Ausschnitte, figurbetonte Kleidung und ausgefallene Stoffe sind genau richtig für sie. Raffiniert verarbeitet werden feinstes Cashmere und Seide, Wolle und Jacquard. Hier werden der Empfindungstyp und der Bewegungstyp gemischt mit Weiblichkeit, Leidenschaft und Erotik. Sophia Loren, Christine Neubauer, Cecilia Bartoli und Anna Netrebko verkörpern diesen Frauentyp.

Die Rebellische

Diese Frau gibt sich kämpferisch und eigenwillig. Sie macht nur das, was sie für richtig hält. Sie liebt das Außergewöhnliche und Neue. Mal weiblich, mal sinnlich, lebendig, frech und trendy erscheint sie dennoch immer stilvoll. Ihre Materialien sind Samt und Seide, Brokat und Jacquard. Die Muster können auch orientalisch sein. Sie ist eine Mischung aus Empfindungs- und Ernährungstyp. Iris Berben und Hannelore Elsner verkörpern diesen Frauentyp.

Die Provokante

Auffallen um jeden Preis lautet die Devise dieser Frau. Sie will provozieren. Die Provokante will sich in kein Schema pressen lassen. Sie bevorzugt, was gerade ihrer Stimmung entspricht. Entweder schwarz gemalte Lippen oder Designerklamotten. Nina Hagen verkörpert diesen Frauentyp.

Und Sie?

Sollten Sie sich in dieser Auflistung nur teilweise wiedergefunden haben, dann bitten Sie eine an Mode interessierte Freundin um Unterstützung. Weil die Fremdwahrnehmung eine ganz andere sein kann als die Eigenwahrnehmung. Weil oft bislang unentdeckte Nuancen eines anderen Typs Ihren Typ noch aussagekräftiger unterstreichen können. Weil es einfach Spaß macht, mit einer Freundin zu experimentieren, um herauszufinden, was am besten zu Ihnen passt.

Die Frage **der Proportionen**

Jede Frau ist schön

Schmale Schultern, ein langer Oberkörper, kurze Beine oder breite Hüften? Jeder Körper ist an manchen Stellen lang, kurz, rund und gerade. Die Proportionen sind unabhängig von der Körpergröße und dem Körpergewicht. Bei den Proportionen geht es um das Größenverhältnis der einzelnen Körperteile. Wie harmonieren die einzelnen Körperpartien und Körperteile miteinander? Vergessen Sie Maßband, Zentimeter und Zahlen. Weder Hüftumfang noch Taillenweite sind hier gefragt. Hier geht es ausschließlich um Ihre Proportionen. Am besten, Sie stellen sich, bekleidet mit Strumpfhose und einem eng anliegenden Shirt, vor einen Ganzkörperspiegel. Und betrachten Ihren Körper.

- **Wie ist das Verhältnis der Schultern zu den Hüften?**
- **Wie ist die Taille?**
- **Haben Sie lange oder kurze Beine? Bei einem ausgeglichenen Körperbau nehmen die Beine, vom Schritt aus betrachtet, die Hälfte der Körpergröße ein.**
- **Wirken Ihre Arme im Gesamteindruck kurz oder lang?**

Jede Frau ist schön. Jede weibliche Figur wunderbar und einzigartig, egal wie sie gebaut ist. Sie haben eine gedrungene Figur? Keine schmale Taille und wenig Oberweite? Vielleicht glauben Sie, dass Sie eine Problemfigur haben. Schluss mit diesen Gedanken! Durch Jammern wird der Hals nicht länger, werden die Beine nicht zierlicher. Je mehr Sie akzeptieren, dass Sie so sind, wie Sie sind, desto besser tut dies Ihrem Selbstbewusstsein, Ihrem Aussehen und Ihrem Wohlgefühl.

Viele Frauen übersehen das und betonen die so genannten Nachteile ihrer Figur, anstatt die Vorteile herauszustreichen. Lenken Sie bewusst die Aufmerksamkeit auf die Vorzüge Ihres Körpers. Diskrepanzen in den Proportionen lassen sich ausgleichen. Mit Kleidern, Hosen und Tops, die in Stoffwahl, Schnitt und Verarbeitung den Besonderheiten Ihres Körpers entsprechen, ihm schmeicheln und ihn wohlproportioniert erscheinen lassen.

Kennen Sie den eigenen Figurtyp?

Zur Orientierung und Einschätzung gibt es

- die A-Form
- die H-Form
- die I-Form
- die O-Form
- die V-Form
- die X-Form

Der A-Typ

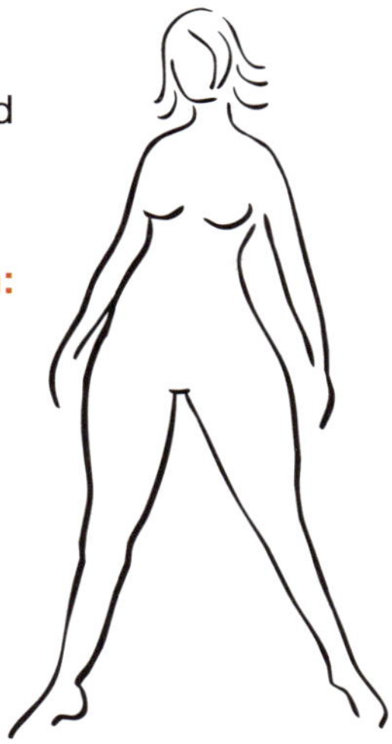

Als A-Typ haben Sie einen schmalen Oberkörper, breite Hüften und starke Oberschenkel.

Bei der Wahl Ihrer Kleidung sollten Sie Folgendes bedenken:

- die Hüfte schmäler wirken zu lassen
- den Schulterbereich zu verbreitern
- keine starken Farbgrenzen zu ziehen
- positive Akzente im Gesicht zu setzen

Hier ist zu empfehlen:

- Oberteile sollen die ausgeprägte Hüftpartie überspielen
- Trägertops nie ohne Oberteil mit Ärmel tragen
- nie ärmellos – das würde die Schultern optisch schmäler erscheinen lassen und die Hüften breiter
- V-Ausschnitte wählen
- Schulterpolster verwenden, um Breite zu gewinnen
- größere Kragenformen tragen
- Unterteil dunkler als das Oberteil
- für Unter- und Oberteil ist eine Farbwahl Ton in Ton vorteilhaft
- Schuhe, Strümpfe und Röcke oder Hosen eher dunkler als heller
- diagonale Muster im oberen Körperbereich

Vermeiden Sie:

- Querbetonungen im Hüft- und Oberschenkelbereich, zum Beispiel Farbgrenzen durch Nähte oder Bordüren
- Raglanärmel und so genannte Neckholder
- zu leichte, zu schwere und zu steife Materialien
- starke Akzente bei Schuhen

Der H-Typ

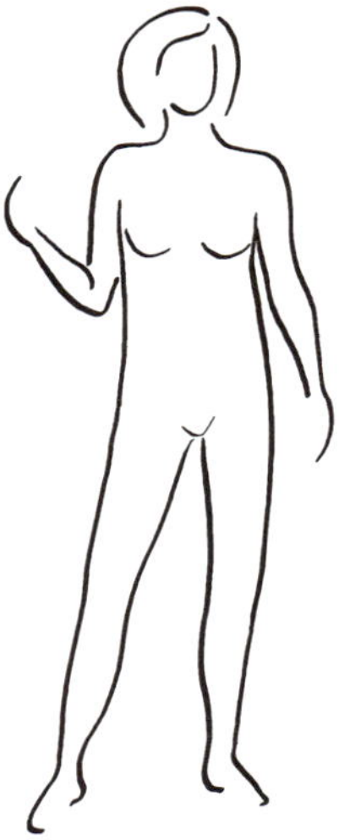

Ihr hervorstechendes Merkmal als H-Typ ist, dass Schultern, Oberweite, Taille und Hüften gleich breit sind. Die Taille ist gerade.

Bei der Wahl Ihrer Kleidung sollten Sie Folgendes bedenken:

- den Oberkörper schmäler zu machen
- optisch schlanker zu wirken

Hier ist zu empfehlen:

- Zweiteiler
- taillierte Jackenformen
- Raglanärmel
- V-Ausschnitte
- Accessoires wie Ketten und Schals, weil sie optisch strecken

Vermeiden Sie:

- gerade Jacken und Blusenformen
- Blousons, denn diese betonen die fehlende Taille noch mehr
- U-Boot-Ausschnitte
- Querbetonungen der Taille
- Schulterpolster
- große Hüfttaschen
- den Lagenlook
- zu leichte, zu schwere und zu steife Materialien

Der I-Typ

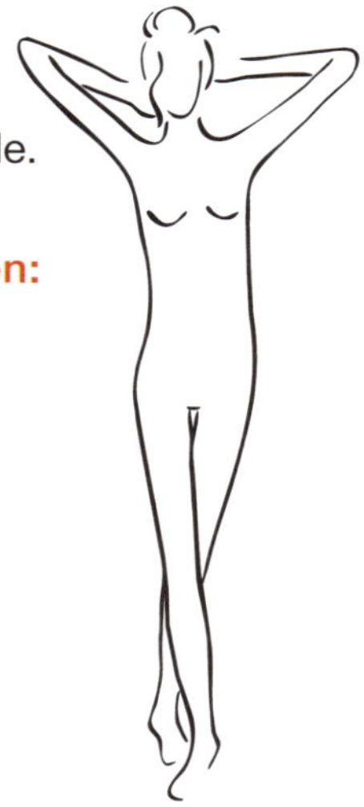

Als I-Typ ist Ihre Körperform besonders schmal, dünn und gerade.

Bei der Wahl Ihrer Kleidung sollten Sie Folgendes bedenken:
- optisch voller zu wirken

Hier ist zu empfehlen:
- der Lagenlook, um Fülle zu schaffen
- aufgesetzte Taschen
- weite Röcke
- Materialien, die flauschig sind und Fülle schaffen
- horizontale Linien

Vermeiden Sie:
- zu körpernahe Kleidung
- Übergrößen
- vertikale Streifen und Muster

Der O-Typ

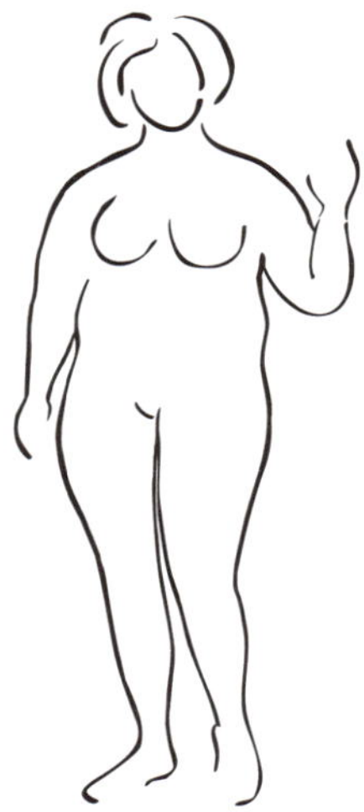

Als O-Typ wirken Sie insgesamt rundlich und füllig. Die Körpermitte bildet den Schwerpunkt. Dieser Frauentyp hat oft sehr schöne, schlanke Beine. Schultern und Arme bilden eine Rundung.

Bei der Wahl Ihrer Kleidung sollten Sie Folgendes bedenken:
- schlanker zu wirken
- die Figur zu strecken

Hier ist zu empfehlen:
- lockere, hüftlange oder auch längere Oberteile
- schmal geschnittene Hosen
- lange und kurze schmale Röcke mit langer Bluse oder Jacke

- Betonen Sie Ihre Schultern mit Schulterpolstern, aber nur um Kontur zu schaffen und nicht um „aufgepolstert“ zu wirken
- Ton in Ton gestylte Kleidung vergrößert optisch
- diagonale Linienführung
- streckende Linienführung
- lange V-Ausschnitte
- Jacken offen tragen, damit erreichen Sie eine Drei-Teilung des Oberteiles, das wirkt schlanker
- eckige Accessoires
- Schuhe und Strümpfe in der Farbe des Rockes oder der Hose
- Schuhe schlicht halten

Vermeiden Sie:

- eng anliegende Kleidung und Materialien
- Oberteile, die an breitester Stelle enden
- ärmellose Kleidung
- runde und ovale Ausschnitte (außer unter dem Blazer)
- die Taille zu betonen
- runde Accessoires
- horizontale Linien
- glänzende Stoffe
- breite Streifen, große Blumenmuster und Gemustertes
- kleine Handtaschen
- zu leichte und zu schwere Stoffe

Der V-Typ

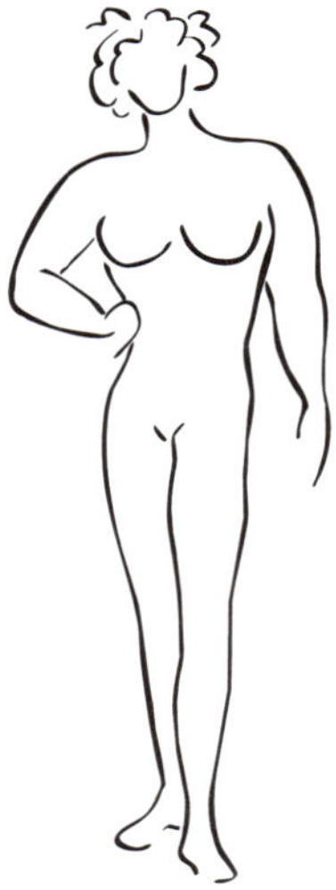

Als V-Typ haben Sie sehr breite Schultern, meist einen vollen Busen und eine sehr schmale Taille und Hüfte, wenig Po und lange, schlanke Beine.

Bei der Wahl Ihrer Kleidung sollten Sie Folgendes bedenken:
- die Schultern zu verschmälern
- die Oberweite zu verringern
- die Hüften und Beine auszugleichen

Hier ist zu empfehlen:
- gewickelte Jacken mit Gürtel und Raglanärmel (aber nicht bei langen Armen)
- Röcke in der A-Linienform, das heißt nach unten breiter werdend oder in gerader Form
- schmal geschnittene Röcke mit längeren Oberteilen
- weite Hosen
- Oberteil schlicht im Muster halten
- ein lang gezogener Schalkragen (aber nicht bei langem Hals)
- die Taille verlängern
- Raglanärmel (nicht bei langen Armen)

Vermeiden Sie:
- die Schultern mit Schulterpolster zu verbreitern
- Querstreifen im Schulterbereich
- Ärmel, die in der Brusthöhe enden
- die Oberweite zu vergrößern
- kurze Jacken und überweite Ärmel
- aufgesetzte Brusttaschen
- Lagenlook im oberen Bereich
- doppelreihige Jacken
- auffälligen Schmuck, der den Oberkörper zusätzlich betont

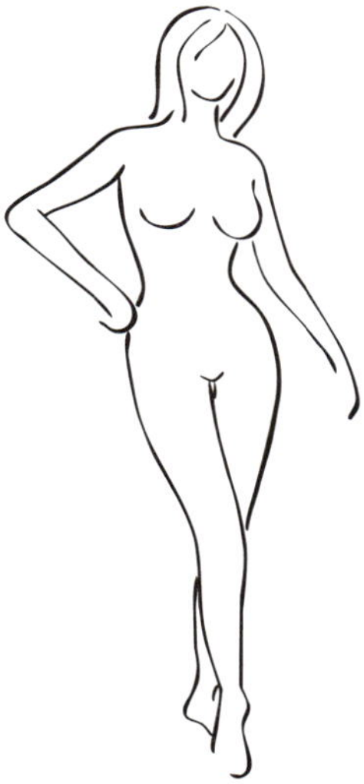

Der X-Typ

Der X-Typ ist die ideale Figurform. Weiblich, wohlproportioniert und stimmig. Gehören Sie zu diesem Typ, dann kennzeichnen Sie ein sehr schöner Busen, eine ausgeprägte Taille und weibliche, runde Hüften. Die Oberkörperlänge ist zur Länge des Unterkörpers sehr ausgeglichen.
Sie können jede Kleidung tragen, sofern sie Ihrem persönlichen Stil und Ihrem Beruf entspricht.

Vermeiden Sie:

- steife und starr wirkende Stoffe, dadurch wirkt die Figur plump

Der Spezialtipp

Grundsätzlich treten helle Farben optisch in den Vordergrund und dunkle Farben gehen in den Hintergrund. Dies ist eine sehr nützliche Grundregel, um mit Hilfe der Farben Proportionen optisch zu verändern.

Möchten Sie größer wirken?

Es gibt kleine Frauen, die sind ausgesprochen „große" Persönlichkeiten. Kleine Frauen, in der Größe bis zirka 1,60 m, sollten Kleidung tragen, die sie größer erscheinen lässt.
Einen Vorteil können kleine Frauen auf jeden Fall genießen, denn ihnen passen italienische Modelle meist ausgezeichnet.

Zum Ausgleichen der Proportionen tragen Sie

- kürzere Blazer und Jacken
- kurze schmale Röcke

- lange, eher weich fließende Röcke
- sehr lange Hosen ohne Aufschlag
- Schuhe mit höherem Absatz
- keine großen Muster
- schmale Längsnähte und streckende Knopfleisten
- vermeiden Sie Volumen

Die Farbwahl

- Schuhe, Strümpfe, Hosen oder Röcke durchgehend Ton in Ton gestylt macht größer
- dunkle Farben immer unten tragen
- oben die helleren Farben bevorzugen

Zu beachten ist

- je kürzer oder gedrungener die Figur oder ein Körperteil, desto weniger darf farblich unterbrochen werden
- sehr lange Haare sollten Sie vermeiden.

Wie können Sie kleiner wirken?

Man spricht ab einer Körpergröße von 1,70 m von großen Frauen. Manche Frauen versuchen sich kleiner zu machen, in dem sie gebückter gehen. Das sieht „komisch“ aus. Stehen Sie zu Ihrer phantastischen Größe. Fotomodelle haben eine Größe ab 1,75 m. Einen Vorteil haben große Frauen. Sie können auf hochhackige Schuhe verzichten und ihre Füße schonen.

Zum Ausgleichen der Proportionen tragen Sie

- längere Blazer und Jacken
- Röcke Knie umspielend
- Hosen mit Aufschlag, ¾- oder auch ⅞-Hosen
- Schuhe mit flachem Absatz
- große Muster, wenn diese zu Ihnen passen

Die Farbwahl

- dunkle Farben immer oben tragen
- helle Farben immer unten tragen

Zu beachten ist

- je größer die Figur (oder ein Körperteil), desto mehr darf sie farblich unterbrochen werden. Das heißt, große Frauen sollen nicht farblich – Ton in Ton – durchgehend gekleidet sein.

Unterstreichen Sie Ihre Vorzüge

Was hat die Rocklänge mit den Beinen zu tun? Jede Menge, wie jede Frau weiß. Es muss ja nicht unbedingt ein Minirock sein, wenn ein knie- oder wadenlanger Rock Sie besser kleidet. Wenn Sie auf Ihre schmale Taille aufmerksam machen wollen, dann machen Sie doch die Zone zwischen Busen und Hüften zum Blickfang.
Verzichten Sie auf sehr auffällige Details an den Schultern, wenn Sie breite Schultern haben. Kaschieren lautet das Zauberwort. Verdecken und verbergen Sie, was Sie nicht herzeigen wollen. Und betonen Sie, was jeder sehen darf.

Busen zu klein?

- Taschen in Brusthöhe tragen, wirken aber sportlich
- nicht zu enge Oberteile kaufen
- eventuell einen Push-up BH tragen

Busen zu groß?

- keine halsnahen Ausschnitte tragen, da wirkt die Brust hängend
- keine zu engen Shirts, die den Busen zu sehr abzeichnen
- perfekt sitzenden, nicht zu kleinen Büstenhalter tragen

Weg mit dem Bauch?

- keine zu engen Shirts
- Pullover oder Bluse nicht anliegend kaufen, nicht in Hose oder Rock stecken
- Shirt oder Bluse sollen den Bauch verdecken

Was tun gegen so genannte „Reiterhosen“?

- weite Hosen, die ab der breitesten Stelle der Oberschenkel weit fallen
- Jacken über die breiteste Stelle gleiten lassen
- A-Linien-Röcke, da die Taille schmal wirken soll
- Empire-Kleider

Wie das Hohlkreuz ausgleichen?

- keine eng anliegenden, sondern locker fallende Oberteile
- Hosen vom Po aus eher weiter tragen, um Hohlkreuz und Po auszugleichen

Oberkörper kurz/Beine lang?

- Jacken nicht zu kurz tragen
- keine Gürtel tragen, da sie den Oberkörper noch mehr verkürzen
- Shirts und Blusen außen tragen, das verlängert optisch den Oberkörper
- keine überlangen Hosen, außer das Oberteil ist lang
- nicht zu hohe Absätze

Oberkörper lang/Beine kurz?

- Jacken kurz tragen, außer die Figur erlaubt es nicht
- Gürtel in Farbe des Rockes, der Hose verwenden
- schmale Hosen lang tragen
- Dreiviertelhosen nur mit hohen Absätzen kombinieren
- keine flachen Schuhe tragen

Was tun gegen hängende Schultern?

- mit leichten Schulterpolstern ausgleichen, auch wenn sie nicht in Mode sind

Lange Arme

- keine Raglanärmel
- überlange Ärmel meiden
- Jacken nicht zu kurz

Kurze Arme

- Ärmel nicht zu kurz
- lange Ärmel nicht zu weit
- Raglanärmel, wenn die Schulterpartie es zulässt
- Jacken nicht zu lang

Dünne Arme

- Ärmellänge so kurz als möglich
- Ärmel nicht zu eng, aber auch nicht zu weit
- Ärmel nicht zu lang, wenn die Arme sehr lang sind

Dicke Arme

- Kurze Ärmel sollen nicht an der breitesten Stelle des Oberarms enden
- $^3/_4$-Ärmel oder Ärmel bis zur Armbeuge
- Kontur schaffen mit Schulterpolstern oder eingesetzten Ärmeln, sonst wirkt die Schulterpartie zu rund

Dünne Beine

- Hosen und Röcke können sehr eng sein, sofern es die Figur zulässt
- spitze Schuhe, schmaler, nicht zu wuchtiger Absatz
- Rocklänge soll entsprechend sein, damit die Beine nicht „wie Stelzen“ wirken

Dicke Beine

- Hosen und Röcke nicht zu eng tragen, sonst wirken sie breiter
- keine zu spitzen Schuhe tragen
- keinen zu schmalen Schuhabsatz, er muss zur Wade passen
- Rocklänge soll nicht an der breitesten Stelle enden

Ausgeprägter Po

- Hosen nicht zu eng tragen
- ab der Mitte des Pos die Hosen und Röcke weiter tragen, um das Hinterteil weniger zu betonen
- Vorsicht bei Cellulitis – Dellen werden bei hellen Hosen sichtbar
- Hohlkreuz ausgleichen

Breiter Hals

- Revers und Ausschnitt halsfern tragen
- eher tiefe Ausschnitte tragen
- Vorsicht bei dicken Rollkrägen, hängende Rollkrägen bevorzugen
- Ausschnittformen im Spiegel betrachten, um die richtige Form für Gesicht, Hals und Schulterpartie zu finden

Langer Hals

- Revers und Ausschnitte halsnah tragen. Keine V-Ausschnitte, denn die verlängern optisch den Hals
- Rollkrägen sind perfekt
- Stehkrägen bevorzugen

Kurzer Hals

- Roll- und Stehkrägen meiden
- Blusen mit niedrigem Kragenansatz

Wenig Taille

- Taille nur leicht betonen
- Zu gerade geschnittene Oberteile betonen die fehlende Taille noch mehr

Zuviel Taille

- Taille nicht noch mehr betonen
- Verhältnis von Hüfte und Taille beachten
- Zu bevorzugen sind A-Linien-Röcke und sehr weit geschnittene Hosen

Große Füße

- Hosen eher weit tragen
- keine spitzen Schuhe
- Schuhe mit andersfarbigen Kappen tragen
- Im Internet bieten Firmen Schuhe in kleinen Größen und Übergrößen an

Kleine Füße

- keine zu derben Schuhe
- bei kleinen Füßen können Hosen weit und eng getragen werden

Einkaufen

mit Lust und ohne Frust

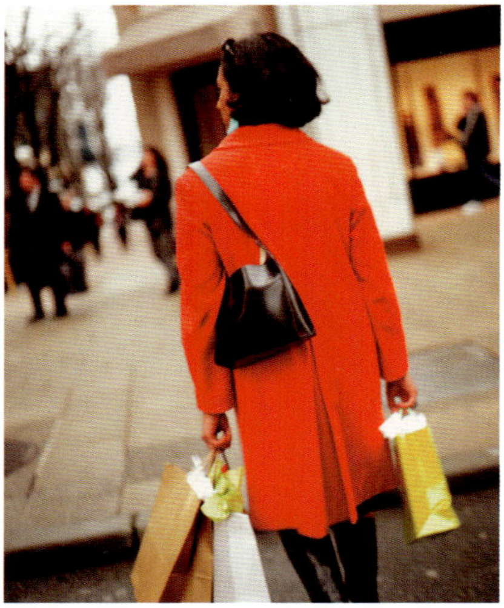

Einkaufslust, Zeit und Geduld zum Probieren sind gute Voraussetzungen für vergnügliche Stunden.

Der richtige Einkauf

Es könnte eigentlich ganz einfach sein, wenn frau nur jene Teile kauft, die sie total begeistern, deren Farben, Materialen und Stil das Herz höher schlagen lassen. Wenn frau die neuen Sachen am liebsten gleich anbehalten will. Weil sie so hingerissen ist von der Passform der neuen signalroten Seidenbluse. Oder sie es gar nicht erwarten kann, die neu erstandenen Stücke am Abend auszuführen, weil sich frau sichtlich wohl und schön darin findet.
Wie kommt es dann, dass es trotzdem immer wieder nur einigermaßen passablen, nur halbwegs zufrieden stellenden Kleidungsstücken gelingt, den Weg in den Kleiderschrank zu finden? Der Anblick von teuren Fehlkäufen und billigen „Schrankhütern" kann frau tüchtig die Laune verderben.

Einkaufen kann Spaß machen, wenn ...

1 | Sie haben sicherlich den „Kleiderschrank-Inventur-Einkaufszettel" griffbereit, auf dem steht, dass eine hautfarbene Strumpfhose, ein Shirt zum grauen Kostüm und das perfekte Oberteil zur Lieblingshose in Ihrem Kleiderschrank fehlen? Nehmen Sie nicht nur diesen Zettel beim nächsten Einkauf mit, sondern packen Sie dazu auch die Lieblingshose und die Jacke vom grauen Kostüm ein. Schließlich wollen Sie gezielt alle fehlenden „Zutaten" kaufen, die Ihnen helfen, einige Ihrer Outfits zu vervollständigen.
Eine andere Möglichkeit einzukaufen ist, vorher regelmäßig bummeln zu gehen. Schauen, was es Neues gibt. Sich inspirieren lassen. Ohne den Druck, etwas zu brauchen und deshalb finden und kaufen zu müssen. Schlendern. Sich treiben lassen. Gustieren.

Neue Geschäfte betreten. Haben die Ihre Farben? Gefällt Ihnen das Angebot?
Einkaufslust, genügend Zeit und Geduld zum Probieren sind die besten Voraussetzungen für vergnügliche Einkaufsstunden. Lassen Sie sich dabei nur von einer Person begleiten, die wie Sie Lust am Einkaufen verspürt und deshalb anregend wirkt.

2 | Wenden Sie sich in einem Geschäft an eine Verkäuferin, die Ihren Vorstellungen entspricht. Wie Sie beim Einkaufen angezogen sind, vermittelt auch der Beraterin einen ersten Eindruck Ihres Geschmacks und Ihrer bevorzugten Stilrichtung.

3 | Lassen Sie sich von Konfektionsgrößen nicht unter Druck setzten. Viele Frauen tragen bei gleichem Körpergewicht einmal Größe 38 und auch mal Größe 40. Das liegt daran, dass die Modehersteller sehr unterschiedlich „schneiden". Die angegebenen Größen sind nur Mittelwerte, damit die Kleider möglichst vielen Frauen passen können.
Also, vergessen Sie die Konfektionsgrößen. Nur die perfekte Passform und das Wohlgefühl beim Hineinschlüpfen zählen.

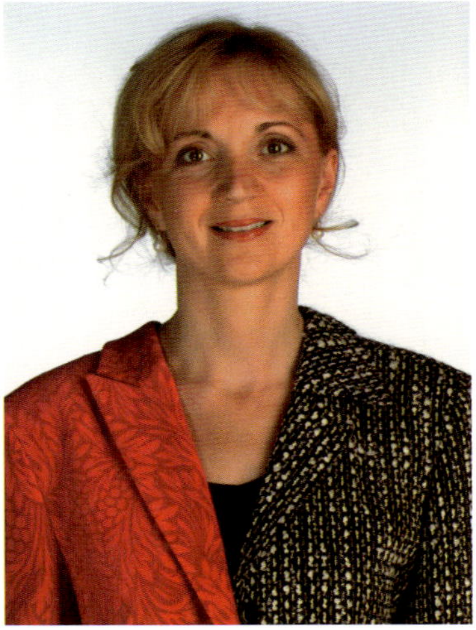

Einen Blazer aus Samt oder grobem Wollstoff? Der Vergleich macht Sie sicher.

4 | Betrachten Sie sich in Ruhe von vorne, von der Seite und von hinten. Ausführliche Tipps zu: Wann passt die Jacke? Sitzt die Hose? finden Sie unter „Passt wie angegossen", Seite 75.

5 | Können Sie sich zwischen zwei tollen Teilen nicht entscheiden? Sind Sie unentschlossen, ob Ihnen der unifarbene Leinenblazer oder der gestreifte Samtblazer besser passt? Am besten, Sie schlüpfen mit dem rechten Arm in einen Blazerärmel und mit dem anderen Arm in den linken Ärmel des zweiten Blazers. Vielleicht fällt Ihnen so die Kaufentscheidung leichter.

6 | Wenn Sie die Qual der Wahl spüren und sich im Moment überfordert fühlen, dann lassen Sie sich das gute Stück zurücklegen. Und überlegen es sich bei einer Tasse Kaffee noch einmal genau. Lieber sich die Zeit nehmen und eine Nacht „darüber schlafen", als eine unbefriedigende, kostspielige Entscheidung zu treffen, die Sie bereits beim Verlassen des Geschäfts bereuen.

7 | Denken Sie auch daran, dass es manchmal schwierig bis kostspielig werden kann, die passenden Schuhe und Accessoires zu einem jadegrünen Kleid zu finden.
Die Wahl der richtigen Farbe bestimmt einen erfolgreichen Einkauf mit. Um genau den Farbton herauszufinden, der Ihnen am meisten schmeichelt, legen Sie sich Pullover zum Beispiel in verschiedenen Blautönen auf die Schulter. Wenn Sie das Gefühl haben, dass Ihnen keiner der angebotenen Farbtöne steht oder der Farbton nicht zu Ihrer Grundgarderobe passt, kaufen Sie das Teil nicht. Auch wenn die Verkäuferin das Gegenteil beteuert.

8 | Farben verändern sich je nach Lichtqualität. Betrachten Sie deshalb Ihren Einkauf bei verschiedenen Lichtquellen. Gelb kann bei gelblichem Licht grünlich wirken. Kaufen Sie Abendgarderobe nie bei Tageslicht, sondern nur bei künstlichem Licht. Ein bei Tageslicht gekaufter, zyklamefarben leuchtender Schal für den Abend kann bei Kunstlicht stumpf und grau wirken.
Garderobe für den Tag begutachten Sie am besten sowohl bei Tageslicht als auch bei künstlichem Licht. Schließlich tragen Sie Ihre Kleidung sowohl im Freien als auch in geschlossenen Räumen.

9 | Frauen klagen immer wieder über so genannte „Lügenspiegel" in den Modegeschäften. Je größer ein Spiegel im Geschäft ist, umso weniger füllen Sie ihn aus und umso schlanker wirken Sie. Haben Sie zu Hause auch einen breiten Ganzkörperspiegel? Ein gutes Richtmaß für einen Ganzkörperspiegel kann die Breite der Kleiderschranktüre sein und eine Höhe von zirka eineinhalb bis zwei Meter. Fragen

Sie in einem Geschäft auch nach einem Handspiegel oder einem fahrbaren Spiegel, damit Sie sich von allen Seiten betrachten können.

10 | Kennen Sie folgende Situation? Sie möchten das umwerfende Kleid aus der Auslage „um jeden Preis". Es würde auch genau passen, wenn nur die Taille einen Zentimeter höher gesetzt wäre oder die Armlöcher nur etwas weiter ausgeschnitten wären … Hände weg von solchen „unpassenden" Kleidungsstücken. Wer garantiert, dass die Taille nach kostspieligen Änderungsarbeiten tatsächlich dort sitzt, wo sie hingehört?
Minimale Änderungen – Hosen-, Ärmel- und Rocklänge – hingegen sind oft notwendig, um den gewissen „Pfiff" in die Kleidung zu bringen. Lassen Sie Änderungen aber nur von einer Änderungsschneiderin abstecken. Verkäuferinnen sind in diesen Arbeiten nicht immer gut geschult. Die Änderungsschneiderin weiß, wo und wie geändert werden muss, damit ein Kleidungsstück tadellos passt.
Schlecht sitzende Kleidung ist kein Schicksal. Finden Sie sich nicht ab damit. Natürlich kann sich frau in der Umkleidekabine ziemlich frustriert fühlen, wenn gar nichts zu passen scheint. Doch wenn ein Kleidungsstück nicht passt, ist nicht Ihr Körper, sondern das Teil schuld. Probieren Sie andere schöne Sachen. Lassen Sie sich nicht entmutigen. Ihre Geduld wird sich lohnen. Das 13. Kleid, das Sie über den Kopf ziehen, kann genau das Richtige sein. Und es wird sich „wie angegossen" an Ihren Körper schmiegen und seine weiblichen Besonderheiten richtig zur Geltung bringen.

11 | Haben Sie endlich die Strumpfhose oder die Strümpfe in der passenden Farbe gefunden, dann kaufen Sie gleich mehrere Paare davon. Ein Vorrat kann in diesem Fall nicht schaden, denn er nimmt Laufmaschen ihren Schrecken.

12 | „Ja, genau das ist es!" Ganz egal, ob Sie Gummistiefel, Mantel, Jeans oder einen Schal kaufen, alle Teile müssen Ihrer ganz persönlichen Überprüfung standhalten.

Wie fühlt sich der Pullover an? Drapieren Sie ihn, drehen und wenden Sie ihn, halten Sie ihn zu Ihrem Gesicht. Passt er zu Ihrer Haarfarbe?
Und wenn sein Anblick Ihr Herz tatsächlich höher schlagen lässt, dann vertrauen Sie diesem Gefühl und kaufen Sie. Ein echter Volltreffer. Garantiert. An diesem Stück werden Sie lange Ihre Freude haben.

Der Spezialtipp

Brauchen Sie einen neuen Wintermantel? Den passenden im kalten Dezember kaufen zu wollen, ist illusorisch. Denn da hängen schon die ersten Frühlingskostüme und so manches Sommerkleid in den Geschäften. Die größte Auswahl an Modellen, Größen und Stilrichtungen gibt es gleich zu Saisonbeginn.

„Passt wie angegossen“

Die perfekte Passform

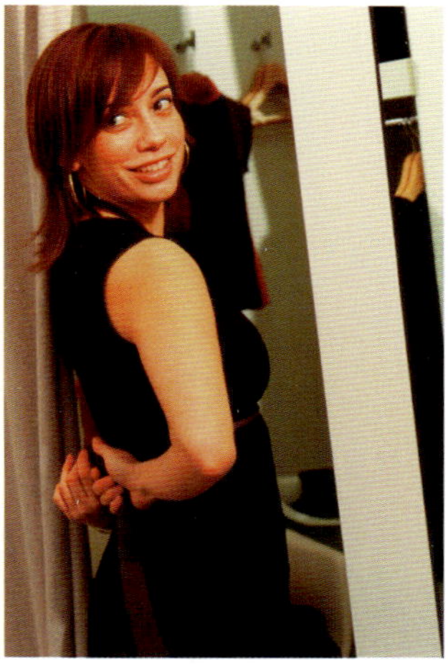

Wenn ein Kleidungsstück nicht passt, ist nicht Ihr Körper, sondern das Teil schuld.

Das größte Kompliment für ein Kleidungsstück ist, wenn frau es gar nicht mehr ausziehen will, weil es so fantastisch passt und sie sich beim Tragen total entspannt fühlt. Ein Kleidungsstück sitzt dann perfekt, wenn es sich der Körperkontur anpasst, die Formen zur Geltung bringt, ohne irgendwo zu spannen, zu flattern oder zu kneifen.
Beobachten Sie sich vor dem Spiegel. Wenn Sie ständig an sich ziehen, zupfen und zerren, dann passt etwas am Schnitt der Hose oder des Kleides nicht.
Vergessen Sie ein für alle Mal die Konfektionsgrößen, sie dienen nur zur Orientierung. Ignorieren Sie die Etiketten, auf denen die Kleidergrößen vermerkt sind. Diese Nummern sind für Sie ohne Bedeutung. Nur Ihre Figur und Ihr Wohlgefühl bestimmen, ob ein Kleidungsstück passt oder nicht.

Wann sitzt der Blazer perfekt?

- Bluse, Rollkragenpullover oder Shirt? Ziehen Sie beim Kauf eines Blazers das Oberteil an, das Sie darunter tragen wollen.
- Der Rücken muss Bewegungsfreiheit für Ihre Arme garantieren.
- Die Schulterpartie soll zur Kopfgröße passen. Zu schmale Schultern machen den Kopf noch größer, zu breite Schulterpartien machen einen kleinen Kopf noch kleiner.
  Achten Sie besonders auf die Schulterpartie. Herabhängende Schultern stehen keiner Frau. Sie vermitteln weder Stärke noch Kompetenz. Schulterpolster gibt es in verschiedenen Größen. Jacken und Blazer bekommen damit eine andere Wirkung.
- Das Revers darf im Verhältnis zur Kopfgröße nicht zu schmal oder zu breit wirken, außer Sie sind der Frauentyp, dem ein extravaganter Kragen passt.
  Achten Sie auf den Kragen. Schmiegt er sich ganz nah an den Hals? Macht er diesen breiter? Oder soll der Kragen lieber etwas

bequemer am Hals liegen? Am Rücken unter dem Kragen dürfen sich keine Falten werfen.

- Wenn Sie den Blazer zugeknöpft tragen wollen, muss er um die Brust und die Taille gut sitzen.
  Tragen Sie ihn lieber offen, dann betrachten Sie genau die Passform zwischen den Armen und Ihrer Oberweite. Zuviel Stoffweite zeigt an, dass der Blazer zu groß ist und lässt ihn etwas bieder wirken.
- Wie wirkt der Blazer mit mehr oder weniger Taille? Probieren Sie es vor dem Spiegel aus, indem Sie den Stoff am Rücken leicht raffen und zum Vergleich wieder loslassen.
- Die Länge des Ärmels soll bis zum Daumenwurzelansatz reichen.
- Die Länge eines Blazers richtet sich nach der Rock- oder Hosenlänge und auch nach der Absatzhöhe Ihrer Schuhe. Flache Schuhe zu so genannten „Hochwasserhosen“ und einem langen Blazer können gedrungen wirken. Hingegen strecken optisch sehr lang getragene Hosenbeine, Schuhe mit Absatz in Kombination mit einem kürzeren Blazer.
  Wollen Sie einen Blazer kürzer, dann kontrollieren Sie vor dem Spiegel, ob die Proportionen noch stimmen. Wichtig ist bei einem gekürzten Blazer genau darauf zu achten, dass die Anzahl der Knöpfe und die Höhe der Taschen harmonieren.
  Haben Sie das Gefühl, dass der Balzer zu kurz ist, dann kaufen Sie ihn nicht. Probieren Sie andere Modelle.
- Betrachten Sie die Form des Rückens auch von der Seite. Haben Sie ein Hohlkreuz, darf der Schnitt des Blazers dieses nicht betonen.

Wie passt die Hose?

- Der Kauf einer Hose verlangt von Ihnen Zeit und Geduld. Gehen Sie davon aus, dass Sie viele Modelle probieren müssen, um das richtige zu finden. Doch bleiben Sie kompromisslos. Nur wenn die Hose tadellos sitzt und Ihnen genügend Bewegungsfreiheit garantiert, geben Sie sich zufrieden. Fragen Sie beim Hosenkauf nach einem zweiten Spiegel, der Ihnen den Blick auf die Passform nach allen Seiten ermöglicht.

- Eine Hose darf beim Schritt weder einschränken noch zu weit sein.
- Wenn sie um den Po lästige Falten wirft, ist die Hose zu weit. Nicht zu verwechseln mit jenen Falten, die sich durch das Tragen ergeben.
- Ist Ihr Po nicht ganz schlank, tragen Sie am besten die Hose ab der Mitte des Hinterteils lose, um ihn nicht zu betonen.
- So genannte „Reiterhosen“ können kaschiert werden, indem die Hose ab der breitesten Stelle des Oberschenkels nicht anliegend getragen wird. Auch ein längerer Blazer verdeckt Ihre so genannte Schwachstelle, wenn er locker darüber fällt.
- Waschen Sie Hosen vor dem Kürzen. Die Länge der Hosenbeine richtet sich nach den Absätzen jener Schuhe, die sie dazu tragen wollen. Sie soll nie zu kurz sein.
- Sie wollen schmälere Hüften? Lassen Sie bei der Hose die Taschenbeutel entfernen und die Schlitze zunähen. Sie wollen optisch einen flacheren Bauch? Wählen Sie einen Hosenschnitt ohne Bundfalten und tragen Sie dazu Shirt oder Bluse außen.

Wie fällt der Rock?

- Ob Ihnen ein gerader Rock oder ein A-Linien-Rock besser steht, können Sie selbst vor dem Spiegel erkennen (oder unter Kapitel 3 nachlesen). Ziehen Sie sich eine Strumpfhose und Pumps an und legen Sie ein großes Stück Stoff in verschiedenen Rockformen um die Hüften.
- Passt Ihnen ein ausgestellter, gerader oder konisch geschnittener Rock besser? Am besten, Sie stecken bei einem ausgestellten Rock den Stoff weg und sehen, ob er schlanker macht.
- Apropos Rocklänge. Lassen Sie die Strumpfhose und die Schuhe mit den Absätzen, die Sie gerne zu Röcken tragen, an. Drapieren Sie ein großes Stück Stoff zum Rock und ziehen Sie es langsam von unten hinauf. Betrachten Sie Ihren Vorfuß, Ihre Knöchel und Wade. Sie erkennen die beste Rocklänge sofort daran, dass sie Ihr Bein wohlgeformt wirken lässt. Rocklänge „Wadenmitte“

macht das Bein breiter, sie kann aber mit Stiefeln sehr modisch aussehen.

- Egal, welche Rocklänge die Mode gerade vorschreiben will. Viel wichtiger ist, dass die Länge zu Ihnen und Ihren Proportionen passt. Zierliche Frauen sollen mit überknie- bis wadenlangen Röcken vorsichtig sein.
- Beim Kauf eines Rockes kontrollieren Sie mit kritischem Blick seinen Sitz vorne, seitlich und hinten.
- Haben Sie genug Bewegungsfreiheit oder können Sie nur kleine Schritte machen?
- Ist er zu eng anliegend?
- Ist der Rock an der Seite zu weit? Muss er enger genäht werden?
- Passt die Rocklänge? Zu lang? Zu kurz? Wie lang oder kurz ein Rock sein soll, ist nicht nur von der Form der Figur abhängig, sondern auch vom Oberteil und der Kleidergröße. Lange Jacken können mit langen schmalen Röcken bei Frauen mit größerer Kleidergröße sehr gut aussehen. Beachten Sie den Gesamteindruck.
- Wie wirkt die Rocklänge im Verhältnis zum Oberteil?
- Passt der Rock zu Ihrer Garderobe? Wie lässt er sich kombinieren? Trägt sein Muster auf?
- Welche Schuhe wollen Sie zum Rock tragen? Kombinieren Sie nie Kniestrümpfe zu Röcken.
- Der Reißverschluss darf keine Wellen schlagen. Und nicht klemmen.
- Im Berufsalltag sollte ein Rock nicht zu kurz sein. Wenn Sie sich beim Sitzen dabei ertappen, dass Sie ständig versuchen, den Rock in die Länge zu ziehen, dann ist er wahrscheinlich zu kurz.

Wann passen Shirt und Bluse tadellos?

- Achtung, Ausschnitt! Der Ausschnitt soll zur Gesichtsform, den Schultern und dem Hals passen. Ziehen Sie ein rund ausgeschnittenes Shirt aus dehnbarem Material an und setzen Sie sich darin vor einen Spiegel. Beginnen Sie mit den Fingern Ausschnitte zu ziehen. U-Boot-Ausschnitt? Karree-Ausschnitt? V-

Ausschnitt? Wie rund darf der Ausschnitt sein? Höher oder tiefer? Oval? Probieren Sie verschiedene Variationen aus und beobachten Sie dabei die Harmonie von Gesicht, Kopfgröße, Hals, Schulterpartie und Dekolleté. Welcher Ausschnitt passt Ihnen am besten? Hochgeschlossene Shirts lassen Frauen mit großer Oberweite noch vollbusiger wirken. Dieser Ausschnitt lässt den Busen optisch nach unten rutschen. Ziehen Sie bei der Wahl der passenden Ausschnitte eine Freundin zu Rate.

- Probieren Sie über das Shirt einen Blazer an, denn mit Jacke wirkt jede Ausschnittform anders.
- Je nach Figur kann ein Shirt eng bis lose getragen werden. Ein eng anliegendes T-Shirt sitzt dann schlecht, wenn zwischen Brust und Ärmel zu viel Weite entsteht.
- Die Länge richtet sich nach Ihrer Figur und ist abhängig von dem Rock oder der Hose, zu dem es getragen werden soll. Passen Ihnen Muster und Material?
- Wollen Sie eine elegante, eine sportliche oder eine Rüschenbluse kaufen? Wozu wollen Sie das gute Stück tragen?
  Beim Kauf einer Bluse achten Sie darauf, ob der Kragen zur Kopfform passt. Sitzt die Schulterpartie? Ist die Länge harmonisch? Braucht die Bluse mehr Taille?
- Stellen Sie hin und wieder den Kragen auf, die Wirkung kann verblüffend sein.

Wie wäre es mit einem Kleid?

- Im Sommer ist ein Kleid eine luftige Ergänzung Ihrer Garderobe. Einfach reinschlüpfen und Sie sind fertig angezogen. Mit oder ohne Ärmel, ist Ihnen überlassen.
- Ob Sie in Ihrem Berufsalltag ein ärmelloses Kleid tragen können oder nicht, wissen Sie am besten. Ein Kleid mit Trägern passt nur mit einer entsprechenden Jacke darüber ins Geschäftsleben. Kleider mit Spagettiträgern sind für Frauen mit großer Oberweite wenig vorteilhaft, da sie den Busen noch größer erscheinen lassen. Kleider mit breiteren Trägern wirken attraktiver.

Kratzig oder kuschelig?
Der Qualitätscheck

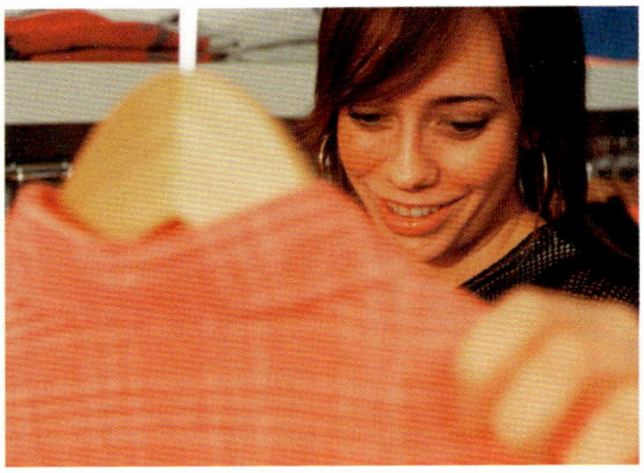

Jedes Kleidungsstück, das Sie kaufen möchten, sollte Ihren persönlichen Qualitätskriterien entsprechen.

- Prüfen Sie beim Kauf jedes Kleidungsstückes die verwendeten Materialen genau. Am Etikett steht die Zusammensetzung von Oberstoff und Futter. Lässt sich das Kleidungsstück waschen oder muss es in die Reinigung?
- Wenn Sie den Stoff angreifen, wie fühlt er sich auf der Haut an? Weich, glatt, rau, kratzig, seidig? Ist der Stoff aus Kunst- oder Naturfaser? Fällt er locker und weich? Oder ist er steif?
- Knittert der Stoff, wenn Sie ihn zusammendrücken? Oder zeigt er sich glatt wie zuvor?
- Bewegen Sie sich in dem Kleidungsstück. Gibt der Stoff nach oder nicht? Macht er alle Bewegungen mit oder beult er sich aus?
- Sind Sie mit der Verarbeitung des Kleidungsstückes zufrieden, vor allem dann, wenn der Preis im mittleren und oberen Preissegment liegt? Das Innenleben von Jacken, Hosen und Röcken kann sehr aufschlussreich sein. Sind die Nähte gerade oder schief? Hängen Fäden nach? Aus welchem Material wurden Taschen und Futter genäht?
- Funktioniert der Reißverschluss?
- Sind alle Knöpfe (inklusive Reserveknopf) dran? Billige Plastikknöpfe oder Perlmuttknöpfe?
- Wie sind die Knopflöcher gearbeitet?
- Spannt das Innenfutter irgendwo? Oder zipft es gar?
- Ist der Rocksaum rundherum gerade?
- Sind Sie mit der Verarbeitung des Streifenstoffs, des Blumenmusters, des Karos zufrieden? Bei den Taschen, bei den Abnähern?

Vorsicht, Einkaufsfalle!

Kommen Ihnen diese Gedanken bekannt vor? (Diese Liste ist beliebig zu verlängern!)

- Wenn ich zwei Kilos abnehme, dann passt mir das Kleid hervorragend. (Warum Diät?)
- Sollte mir der Pullover zu Hause doch nicht gefallen, dann schenke ich ihn meiner Freundin. (Wenn sie ihn aber nicht will?)
- Ich weiß zwar, dass mir die Farbe nicht steht, aber … (Warum ein Kompromiss?)
- Das Kostüm aus Taft sieht umwerfend aus... (Doch wann ziehe ich es an?)
- Wie reagieren Sie auf die Wörter „Sonderangebot" und „Ausverkauf"? Schrauben Sie dabei ganz automatisch Ihre Ansprüche an Kleidung bis zu minus 50 Prozent (und mehr) herunter? Lassen Sie sich nicht blenden, nur weil es ein Sonderangebot ist. Sie wissen ja, jedes Teil aus dem Räumungsverkauf, das in der Farbe doch nicht passt, ein klein wenig zu groß oder etwas zu klein ist, nur nett geschnitten ist, hat die große Chance, ungetragen in Ihrem Kleiderschrank zu verstauben.

  Zugegeben, hin und wieder kann es sein, dass Sie auf ein verlockendes Einzelstück stoßen. Werden Sie das modische Teil nächstes Jahr noch tragen wollen? Bedenken Sie vor dem Kauf, ob Sie die passende Hose dazu haben, die geeigneten Schuhe und eine Handtasche. Wenn nicht, kann das „günstige" Schnäppchen sehr rasch zum ziemlich teuren Stück werden.

Der Spezialtipp

Manche Frauen kaufen im Ausverkauf bereits für den nächsten Winter die warmen Stiefel, den klassischen Mantel. Zur Nachahmung empfohlen.

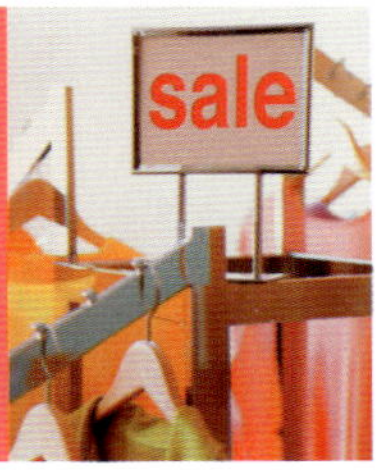

„Vielen Dank“

Die Beziehung zu Verkäuferinnen

„Wie du kommst gegangen, so wirst du auch empfangen.“ Nur ein Sprichwort? Am besten, Sie ziehen sich zum Einkaufen die Kleidung an, in der Sie sich schön fühlen. Zugleich bieten Sie damit jeder Verkäuferin einen ersten Eindruck von Ihrem Kleiderstil.

„Vielen Dank, ich möchte einfach mal alleine durchschauen.“ „Ja, ich wende mich gern an Sie, wenn ich Hilfe brauche.“ Dezent im Hintergrund und doch zu kompetenter Beratung bereit, das wünschen sich viele potentielle Kundinnen von freundlichen Verkäuferinnen in Modefachgeschäften.
Wenn Sie etwas Bestimmtes suchen, beschreiben Sie der Verkäuferin Ihre Wünsche. Je konkreter, desto besser. „Ich suche einen Blazer, kurz, einfarbig in Rot, mit Revers, schmal und tailliert geschnitten und ohne Taschen.“

Wenn Sie eine Verkäuferin bereits von mehreren Einkäufen kennen, kann sie als Beraterin eine wichtige Verbündete sein. Sie ist sicherlich bereit – nur „ausnahmsweise“, das versteht sich –, beide Teile für einige Tage zurückzulegen.
Oder sie holt aus einer anderen Abteilung den passenden Gürtel zum Probieren. Und während Sie in den Hosenanzug schlüpfen, reicht Ihnen die engagierte Verkäuferin verschiedenfarbige Shirts in die Umkleidekabine. Einfach nur zum Dazuprobieren.

Aus dem selbstsicheren Gefühl zu wissen, was Ihnen steht und was nicht, gehen Aussagen voll unehrlichem Entzücken, „Die Farbe steht Ihnen phantastisch“, bei Ihnen ins Leere. Deshalb gelingt es keiner Verkäuferin, Sie zu drängen oder in die Verlegenheit zu bringen, etwas zu kaufen, das Sie eigentlich nicht kaufen wollen, „obwohl man das jetzt so trägt.“

Aus welchen Gründen auch immer. Weil es Ihnen nicht gefällt. Weil Sie es sich nicht leisten können oder nicht leisten wollen. Weil das Richtige nicht dabei war. Sie müssen sich nicht rechtfertigen.

Wenn die „Chemie“ zwischen Ihnen und einer Verkäuferin nicht stimmt, dann gehen Sie wieder. Aus dem Geschäft oder in eine andere Abteilung.

Die Kunst, nein danke zu sagen

- Sagen Sie nein danke, wenn Sie das Gesuchte in dem Geschäft nicht gefunden haben. Auch wenn die Verkäuferin sehr nett war und Sie stundenlang probiert haben. Lassen Sie sich nichts einreden. Auch andere Geschäfte haben schöne Dinge.
  Eine hilfsbereite Verkäuferin wird Ihnen gerne darüber Auskunft geben, wann die nächste Lieferung erwartet wird.
- Sagen Sie nein danke und gehen Sie, wenn das Geschäft nichts in Ihren Farben zu bieten hat.
- Sagen Sie nein, danke, zu jenem unwiderstehlichen Paar Schuhe, das es nur mehr eine halbe Nummer zu groß gibt. Werfen Sie einen letzten Blick auf das „Objekt Ihrer Begierde“ und verlassen Sie dann das Geschäft.
- Sagen Sie nein danke, wenn die Geschäfte zu voll sind, die Verkäuferinnen alle Hände voll zu tun haben und die Kundinnen vor der Kasse Schlage stehen.
  Suchen Sie sich ruhigere Zeiten, wo Sie unbeirrt gustieren, ungestört probieren und kaufen können.
- Sagen Sie nein danke, wenn Sie müde, schlechtgelaunt und ungeduldig ein Geschäft betreten wollen und Sie nicht der Typ sind, der durch Einkaufen auf andere Gedanken kommt.
- Sagen Sie nein danke, wenn Sie drauf und dran sind, so genannte Schwachstellen Ihres Körpers dafür verantwortlich zu machen, dass ein Rock oder eine Hose nicht passen.

Tipptopp für den **Job**

Was tragen Sie am Arbeitsplatz?

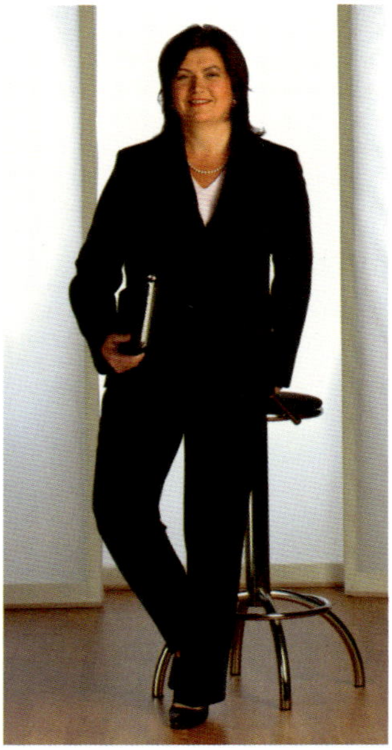

Auch in der passenden Kleidung drückt sich Ihre berufliche Kompetenz aus.

Wie wollen Sie in Ihrem Berufsalltag wahrgenommen werden? „Kompetent, seriös, vertrauensvoll, selbstbewusst, professionell!“, lauten die Reaktionen vieler berufstätiger Frauen. Es gilt nicht nur Kompetenzen zu haben, sondern diese zu zeigen. Auch mit der passenden Kleidung.

In fast jeder Branche gibt es die ungeschriebenen Gesetze für passendes Outfit. Kleiderregeln können je nach Unternehmen variieren. Meist wird in Unternehmen nicht über Kleidung gesprochen, das heißt aber noch lange nicht, dass Führungskräfte immer mit der Kleidung der Mitarbeiter einverstanden sind. Und Kolleginnen nicht hinter Ihrem Rücken über unpassende Outfits tuscheln.

Tragen Sie Blazer!

Ein Blazer vermittelt Stärke und Kraft. Fallen jedoch die Schultern ab, wirken Sie kraftlos. Selbstverständlich sollten Sie nicht maskulin aufgepolstert wirken. Es gibt sportliche bis elegante Blazer, je nach Anlass können Sie wählen. Achten Sie darauf, dass Schulterpolster eingenäht sind.

Keine Miniröcke im Business!

Im Kundenverkehr ist die Rocklänge immer Knie umspielend. Wie viel Bein Sie in der Freizeit zeigen wollen, ist Ihnen überlassen.

Nie ärmellos!

Im Business ist ärmellos nicht erlaubt. Je mehr Haut Sie zeigen, umso geringer ist die Distanz zwischen Ihnen und Ihrem Gegenüber.

Tücher, Schmuck und Uhr

Accessoires unterliegen dem jeweiligen Modetrend. Seidentücher passen aber zu jedem klassischen Business Kostüm, sofern Sie

sich in Ihrer Bewegungsfreiheit nicht behindert fühlen. Generell sollen Accessoires nur Ihren Typ unterstützen und nicht von den wesentlichen Inhalten, die Sie vermitteln wollen, ablenken. Vermeiden Sie jeglichen Firlefanz, übertrieben große Clips, Rüschen und große Colliers. Diese Schmuckstücke gehören in den privaten Rahmen, nicht ins Business.
Eine klassische oder moderne Uhr je nach Geschmack ist immer passend. Diese soll nicht ticken und in unpassenden Momenten akustische Signale senden. Wählen Sie ein Leder- oder Metallarmband und vermeiden Sie Plastik- und Stoffarmbänder.

Make up

Zurückhaltend aufgetragen, sanft verlaufend ist der perfekte Look für das Business.

Schuhe

Schuhe sind ganz wesentlich für Ihr Erscheinungsbild, denn sie geben Ihnen Bodenhaftung im Berufsleben. Daher sollten bei Damen hochhackige Schuhe oder gar Stilettos verpönt sein und nur außerhalb der Geschäftszeiten getragen werden. Die Absatzhöhe geht bis zirka 7 cm. Achten Sie darauf, dass die Schuhe geschlossen sind.
Sauber geputzt, versteht sich von selbst. Absätze dürfen nicht abgetreten und das Oberleder soll nicht ausgebeult sein. Zeigen Ihre Lieblingsschuhe „Alterserscheinungen", sollten Sie sich von diesen Begleitern durch den Berufsalltag trennen.
Turnschuhe, geflochtenes Schuhwerk, zehenfreie Sandalen oder gar Gesundheitspantoffeln haben im Business nichts verloren. In Gesundheitsberufen sind sie Standard.

Stümpfe, ja oder nein?

„Ich trage doch keine Strümpfe oder Strumpfhosen im Sommer!"
Zu jedem formellen oder offiziellen Auftritt geht frau niemals ohne Strümpfe oder Strumpfhose. Tragen Sie die leichtesten Strümpfe

oder Strumpfhosen in Hautfarbe. Gemusterte Strumpfhosen mögen sehr „trendy“ sein, haben aber im Business nichts verloren. Außer diese sind so dezent, dass das Muster kaum wahrgenommen wird. Haben Sie immer eine Ersatzstrumpfhose mit dabei.
Es gibt Branchen, da können Sie ohne Strumpfhose gehen. Dann sind perfekt rasierte Beine, gepflegte Zehennägel und Füße ohne Hornhaut ein Muss.

Die richtige Tasche?

Sie tragen im Business keine Handtaschen, weil es Ihnen Kompetenz nimmt. Sondern Akten- oder größere Handtaschen, in denen Sie alle Unterlagen und eventuell den Laptop transportieren können.
Unpassend sind auch Schalen- und Aktenkoffer, denn für Frauen eignen sich weiblichere Formen. Es schickt sich nicht, wenn Sie mit Handtasche, einer Aktentasche und womöglich dem Laptop bepackt sind. Wie wollen Sie die Hand zur Begrüßung reichen?

Gürtel?

Ein modischer Gürtel verträgt sich nicht mit formeller Kleidung. Hier wählen Sie einen schlichten Gürtel in dezenter Farbe und mit dezenter Schnalle. Die Farbe des Gürtels muss nicht mehr in der Farbe der Schuhe sein.

Ihr persönliches Schreibgerät

Mit einem stilvollen, nicht auffälligen Schreiber unterstreichen Sie Ihre Individualität. Kunststoff-Kugelschreiber oder Wegwerf-Kugelschreiber sollten Sie nie verwenden, ausgenommen zu Hause.

Brille

Sie sollte sich harmonisch in Ihr Outfit einfügen. Damit Ihr Gegenüber nicht an der ausgefallenen Brillenfassung haften bleibt, sondern sich auf das Gespräch konzentrieren kann.

Haare – Frisur

Haare sollten einen „geordneten“ Eindruck machen und Ihnen nicht ins Gesicht fallen. Lange Haare wirken zusammengebunden am besten, sofern Ihnen dies auch passt. Künstliche Haarteile und überdimensionierte Fönfrisuren haben nichts im Business verloren. Wallende Mähnen lassen Sie zwar sehr weiblich erscheinen, tragen aber nicht zu Ihrer Professionalität bei. Schleifen, Spangen und Kämme wirken zu verspielt.

Parfum?

In jedem Duft liegt eine Botschaft. Wählen Sie ein unaufdringliches Parfum, das erst in der Nähe zu riechen ist. Ein Duft soll nicht hinter Ihnen herziehen, damit jeder weiß, dass Sie da waren.

Die Qualität von Businesskleidung

Für gute Garderobe ist die Qualität der Stoffe ausschlaggebend. Sie können aus einer unglaublichen Vielfalt an unterschiedlichen Materialien wählen. Zwar fühlen sich Kunstfaserstoffe, weil atmungsaktiv, gut auf der Haut an, trotzdem sorgen Naturmaterialien den ganzen Tag über für einen angenehmen Temperaturausgleich am Körper.

Schurwolle ist ideal für jede Geschäftsgarderobe. Sie garantiert Ihnen sicheres Auftreten, weil Schurwolle kaum knittert.

Baumwolle gilt als Stoff für Freizeitkleidung. Im Sommer angenehm zu tragen. Leider knittert sie sehr stark und ist deshalb für das Business nicht zu empfehlen. Außer Sie arbeiten in einem Freizeit- oder Sozialberuf.

Cool Wool, hergestellt aus Schurwolle, ist ein luftiges Gewebe für den Sommer, das kaum knittert. Ein Wollstoff, der für Businesskleidung sehr zu empfehlen ist.

Cord ist ein stabiles Baumwollgewebe mit Rippen aus weichem Flor. Nach der Stärke der Rippen wird unterteilt in Breitcord, Mittelcord und Feincord. Cord ist eher für den Freizeitbereich oder legeren Businesslook geeignet. Nicht aber für das strenge Business.

Flanell, aus Wolle oder Baumwolle, Viskose oder synthetischen Fasern hergestellt, hat einen weichen Griff. Zu empfehlen ist der Wollflanell. Diese Kammgarnqualität ist für das Business bestens geeignet.

Gabardine besteht aus natürlichen Woll- oder Baumwollfasern und wirkt sehr edel.

Georgette, aus Seide, Wolle, Baumwolle oder Viskose gewebt, hat eine leicht krause Oberfläche und einen sandigen Griff. Sehr zu empfehlen für Businesskleidung.

Kammgarn ist ein hochwertiger Stoff aus Wolle. Dicht gewebt und dadurch sehr strapazierfähig ist. Kammgarn eignet sich bestens als Business-Stoff.

High-Performance-Schurwolle wird aus hoch gezwirntem Garn hergestellt. Dieser sehr leichte Stoff bietet bei Hitze höchsten Tragekomfort und knittert kaum. Daher bestens für Businesskleidung geeignet.

Cashmir ist ein weicher, angenehm zu tragender Stoff aus Wolle mit sehr langen flauschigen Haaren. Businesstauglich und für offizielle Anlässe.

Leinen ist ein saugfähiger, kühlender Stoff, der in verschiedenen Stärken und Qualitäten erhältlich ist. Ideal für Sommer- und Freizeitkleidung. Weil dieser Stoff so knittert, ist er nicht für das Business geeignet.

Mikrofaser lautet eine allgemeine Bezeichnung für Kunstfaser. Vor allem für Freizeit- und Sportkleidung, aber nicht für Businessgarderobe eignet sich dieser dicht gewebte Stoff.

Samt gibt es in unterschiedlichsten Ausführungen. Dieses Gewebe mit kurzem Flor eignet sich auf keinen Fall im Business, sondern ist ein reiner Abendstoff. Der robuste Samt kann für Freizeitgarderobe verwendet werden.

Tweed besteht aus Wolle in grober Qualität gewebt und mit rauer Oberfläche und Musterung. Ausschließlich für die kalte Jahreszeit, aber zu grob im strengen Business.

Der Dresscode

Die Kleidersprache ist fast so ausdrucksstark wie die Körpersprache und somit ein wesentlicher Faktor der nonverbalen Kommunikation. Viele Menschen kleiden sich nach ihrer jeweiligen Tagesverfassung, weil sie sich so am wohlsten fühlen. Andere wählen schrille Farben und ungewöhnliche Kombinationen, um sich selbst zu inszenieren. Berühmt ist das einheitlich schwarze „Individualistenoutfit“ von Künstlerinnen, Musikerinnen und Architektinnen. Jugendliche zeigen mit ihrer Kleidung, dass sie sich eine eigene Bühne abseits der Erwachsenen errichten.

Was kann Kleidung ausdrücken?

Der Dresscode ist die zentrale Botschaft. Damit können Sie demonstrieren „Ich habe es nicht nötig, mich anzupassen.“ „Ich will zeigen, dass ich anders bin, provozieren oder aufreizen kann.“ Es kann aber auch bedeuten, dass Sie wenig Wert auf Kleidung legen oder schlichtweg keine Ahnung von angemessener Kleidung haben.

Ein bewusst gestaltetes Erscheinungsbild zeigt, dass Sie sich wohl in Ihrer Haut fühlen. Das heißt, dass die Kleidung zu Ihnen, zu Ihrem Typ und zum jeweiligen Anlass passen muss.

Sowohl als Firmenleiterin als auch als Mitarbeiterin ist es wichtig, den Dresscode des Unternehmens bereits beim Einstellungsgespräch zu klären und sich daran zu halten.

Gibt es Kleidervorschriften oder Empfehlungen für Einladungen und gewisse Anlässe, so teilen Sie dies ihren Gästen mit.

Overdressed und underdressed

Diese zwei Bezeichnungen heißen entsprechend dem Anlass entweder „zuviel“ oder „zuwenig“ passend. Wenn Sie im Verkauf eines Sportgeschäftes tätig sind, so ist ein elegantes Kostüm oder ein Anzug „overdressed“. Ist Ihre Firma auf einer Messe vertreten, so sind Sie mit Jeanshose, Turnschuhen und T-Shirt „underdressed“. Sollten Sie nicht sicher sein, was zu gegebenem Anlass getragen wird, erkundigen Sie sich.

Trotzdem ist es nicht so schlimm, wenn Sie „overdressed“ sind, denn Sie haben gezeigt, dass Ihnen der Anlass wichtig ist. Wenn Sie allerdings „underdressed“ kommen, schwächt das Ihre Position und Sie werden sich die ganze Veranstaltung über nicht wohl fühlen.

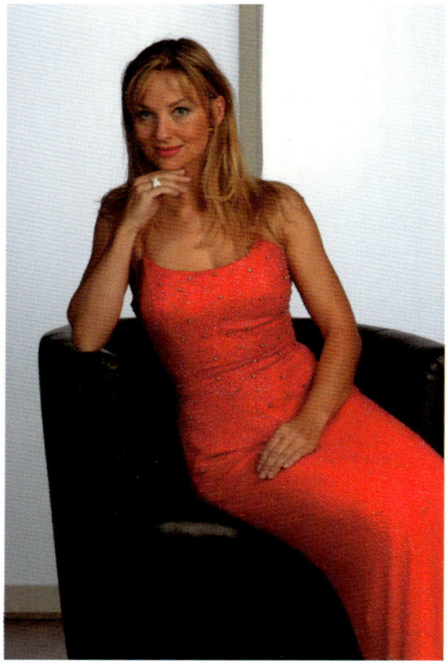

Steht auf der Einladung „Abendkleidung“, trägt die Dame kein Tageskleid.

Offizielle Kleidung

Dieser Bereich ist sehr genau festgelegt und bedeutet für Opernpremiere, Ball, Beerdigung, Hochzeit, Cocktailparty, Empfang und akademische Feier, dass Herren im Smoking, im schwarzen Anzug, Cut oder Frack erscheinen.

Für Damen gehört das große Abendkleid mit Abendmantel, das Ball- oder Cocktailkleid sowie das festliche Kostüm und zur Beerdigung das schwarze oder dunkle Kostüm. Andere Kleidungsstücke sind bei diesem Dresscode nicht angemessen.

Formelle Kleidung

Dort, wo Sie geschäftlich unterwegs sind oder bei Familienfesten, ist formelle Kleidung angebracht. Es ist im Vergleich zu Ihrer Freizeitkleidung auch eine teurere Kleidung mit einer gewissen Eleganz. Für die Dame kann es ein Kostüm, eine Kombination, ein schlichtes Kleid oder ein Hosenanzug sein. Schultern und Oberarme sind dabei stets bedeckt, also niemals ärmellos. Zu den nicht all zu hohen, aber

trotzdem eleganten Schuhen gehören auf jeden Fall Strümpfe oder Strumpfhose.
Auf keinen Fall wird festliche Kleidung oder sportliche Kleidung getragen. Der Anlass ist formell.
Es gibt durchaus Branchen, in denen feine Strickwaren wie Twinsets mit schöner Stoffhose oder auch Stoffrock mit dem professionellen Auftritt vereinbar sind. Der Gesamteindruck muss elegant wirken.
Versuchen Sie nicht, bei Besprechungen mit modischen Extravaganzen auffallen. Sollte eine Beförderung anstehen, so orientieren Sie sich an der hierarchisch über Ihnen stehenden Person, außer diese ist nachlässig gekleidet.

Casual – Freizeitkleidung

Wie die Bezeichnung schon erahnen lässt, ist dies die ideale Kleidung für Ihre Freizeit. Sie wird aber auch in Berufen getragen, wo Geschäftskleidung nicht üblich ist. Gemeint ist einfache Kleidung, die nicht unbedingt zur Kleiderreinigung muss, sondern pflegeleicht ist. Dennoch sollten Sie in ihrer Freizeitkleidung attraktiv und gut angezogen aussehen.
Der Ausdruck „Casual“ für Freizeitkleidung kommt aus dem amerikanischen und bedeutet in der Übersetzung „sportlich“. Gute Kleidung wird locker getragen. Lässig, aber nicht nachlässig ist damit gemeint. In zukunftsweisenden oder bewegungs- und gesundheitsorientierten Branchen wird immer häufiger der Dresscode für Veranstaltungen oder als Firmenkleidung „casual“ ausgegeben.

Smart Casual

Diese Kleiderregel bedeutet stilvolle Freizeitkleidung, locker getragen. Edle Naturmaterialien und Accessoires sind schlicht, Businessfarben sind hier kaum zu finden. Es kann der schicke Baumwollblazer mit einem Baumwollrock sein. Smart Casual heißt keine Jeans zu tragen, außer Sie kombinieren diese mit einem sportlich-eleganten Blazer.

Casual Friday

In Europa tendieren internationale Konzerne entsprechend der amerikanische Sitte zum „casual friday“ oder zum „casual day“. Am Freitag, dem letzten Arbeitstag der Woche, wird fast ausschließlich Büroarbeit erledigt, daher können Sie in eher bequemerer Kleidung ohne Hosenanzug oder Kostüm zur Arbeit kommen, wenn es Ihnen die Firma freistellt. Bei Kundenterminen gilt der „casual friday“ selbstverständlich nicht.

In vielen amerikanischen Unternehmen wurde der „casual friday“ wieder abgeschafft, weil die Umsätze an diesem Tag nachweislich zurückgegangen sind. Viele fühlten sich durch die saloppe Kleidung bereits in Wochenendstimmung versetzt.

Sportliche Kleidung

Beim Sport, am Strand, beim Spielen mit kleinen Kindern oder eben für sportliche Betätigung kleiden Sie sich entsprechend bequem. Shorts und Jogginganzüge, auch wenn sie in Mode sind und von bekannten Designern stammen, sind aber als Straßenkleidung nicht geeignet.

Firmeninterne Kleiderordnungen

Im Sozialberuf ein Kostüm? Mit Gesundheitsschuhen in der Bank? Was Sie täglich anziehen, soll Ihrem Beruf entsprechen und auf die Aufgaben, die Sie an diesem Tag zu erledigen haben, zugeschnitten sein.

Es arbeitet nicht jede frau in der Vorstandsetage oder hat Kontakt zu Kunden. Doch gibt es in jedem Beruf einen traditionellen Kleidungsstil. Die Kleidung, die Sie tragen, soll dem Firmenimage entsprechen. Berücksichtigen Sie daher die firmeneigene Kleiderordnung. Zurückhaltung bei Farben und Accessoires, außer in der Mode- und Werbebranche, gilt in fast allen Berufen. Bei alltäglichen

Gesprächsverhandlungen mit Mitarbeiterinnen ohne Kundenverkehr können Sie ruhig sportlicher als bei wichtigen Geschäftsabschlüssen sein.

Kleidung in Banken – Versicherungen – Rechtsabteilungen – Buchhaltung

Hier trägt man Kostüm oder Hosenanzug entsprechend dem Business, denn weniger ist mehr. Es gilt Werte wie Seriosität, Vertrauen und Sicherheit zu vermitteln und die werden unter anderem über die Kleidung transportiert. Auch die Mitarbeiterinnen des Back-Office Bereichs sind im Haus unterwegs und sollten diese Kleiderregel beachten. In diesem Bereich, wo kein Kundenverkehr stattfindet, darf selbstverständlich der Blazer ausgezogen werden.
Understatement ist das Ziel in diesen Berufsfeldern. Ihre Kleidung soll modern und nicht bieder wirken. Bei Kundenterminen eignen sich dunkle Businessfarben für Ihre Kleidung am besten.

Kleidung im Management

Consulting, Training, Marketing und PR
Hier gilt es, einen Tick schicker zu sein als im klassischen Business, aber nicht zu modisch. Rock/Hose mit Pullover ist nur in der Werbe- oder Modebranche möglich, sonst wählen Sie nur den kompletten Hosenanzug/Kostüm oder die Blazer mit Hose/Rock Kombination. Grundsätzlich trägt frau hier hochwertige Businesskleidung eher in gehobener Qualität in dunkleren Farbtönen.

Kleidung im Verkauf – Hightech

Computer, Software, technische Produkte, medizinischer Bedarf
Professioneller Look ist notwendig und verlangt daher gemäß dem klassischen Business Kostüme, komplette Hosenanzüge, Kombinationen in mittleren bis dunkleren Farbtönen. Wählen Sie die Farben so, dass sie nicht ins Auge springen, aber trotzdem modern und zeitgeistig sind.

Kleidung in der Dienstleistung

Makler, Gastronomie, Hotel, Verkauf

Hier muss Ihre Kleidung geschäftsmäßig, kann aber ruhig etwas modischer sein. Kostüme, Kombinationen, komplette Hosenanzüge, Kombinationen müssen nicht unbedingt in dunklen Businessfarben sein. Nur bei wichtigen Terminen und Verhandlungen ist es notwendig zur klassischen Geschäftskleidung zurückzukehren.

Kleidung im Direktvertrieb

Kosmetik, Geschirr, Dessous, Küchengeräte, Diätartikel, Modeartikel

Verkaufen Sie eher ein konservatives Produkt, so sind dunkle oder neutrale Farben sehr gut und seriös. Sie dürfen aber nicht zu streng wirken. Im Bereich Mode und Schönheit können Sie sich ruhig farbenfroher zeigen, es wird geradezu von Ihnen erwartet. Wichtig ist, dass Ihr Aussehen immer professionell, auch sportlich-elegant, aber nie nachlässig oder gar zu bunt ist. Geben Sie Acht, dass Sie nicht zu modisch auftreten, um nicht Interpretationen Ihrer Kundinnen während der Präsentation ausgesetzt zu sein. Ob Kostüme, Hosenanzüge, Anzüge, Kombinationen oder auch Zweiteiler, dies entscheidet das jeweilige Produkt. Je hochwertiger das Produkt und der Preis, desto professioneller müssen Sie auftreten und wirken. Die Qualität der Produkte muss über die Kleidung transportiert werden.

Kleidung im Kreativen Business

Werbung, Medien, Modebranche, Touristik, Verlagswesen

Hier soll Ihre Ausstattung modischer, bunter, kreativer und ausdrucksstärker und alles von guter Qualität sein. Kunden brauchen die Botschaft: Kreativität. Wichtig ist dabei zu sehen, dass konservative Kunden nicht so viel Kreativität vertragen wie andere. Seien Sie daher eher zurückhaltend und signalisieren Sie, dass Sie Trends setzen. Sind Sie zu konservativ gekleidet, mutet man Ihnen keine Kreativität zu. Verabschieden Sie sich auch von der durchgehend schwarzen Kleidung und setzen Sie farbliche Akzente mit Uhrbändern oder ausgefallenen Accessoires. Laut Farbpsychologie schafft durchgehend schwarze Kleidung Distanz, dort wo Sie eigentlich Nähe brauchen.

Kleidung im Pflege- oder Heilberuf

Sozialdienste, Psychologinnen, Therapeutinnen

Sofern Sie keine vorgeschriebene Anstaltskleidung, eine Uniform oder weißen Mantel, weiße Hose tragen, eigenen sich Kombinationen mit Rock oder Hose. Sie sind am praktischsten und lassen Ihnen Bewegungsfreiheit. Businesskostüme oder Anzüge sind hier fehl am Platz. Eher frische, aufmunternde Farben unterstützen Ihre Arbeit mit den Menschen.

Kleidung für Lehrberufe

Lehrerinnen, Erwachsenenbildnerinnen, Trainerinnen

Hier gibt es Unterschiede in den verschiedenen Lehrbereichen. Eine Lehrerin an einer öffentlichen Schule wird sich eher leger kleiden, hingegen erscheint eine Trainerin in einer Bank im Businesskostüm oder Businessanzug, weil es dem Image entspricht. Allgemein gilt, dass die Businesskleidung farbenfroher sein darf, nicht zu laute Farben, aber doch modisch. Versuchen Sie keine Interpretationsflächen mit zu auffälligem Schmuck, zu kurzem Rock, schrillen Farben für Ihre SchülerInnen oder StudentInnen zu bieten. Das mindert die Konzentration und schmälert Ihren kompetenten Auftritt.
Sind mehrere Tage Seminar oder auch Trainings geplant, so kleiden Sie sich am ersten Tag eher zurückhaltend, damit Vertrauen entstehen kann. Haben Sie diesen Bonus Ihrer TeilnehmerInnen, kann Ihre Kleidung legerer oder auch modischer werden. Erkundigen Sie sich auf jeden Fall nach dem Image des Unternehmens, der Schule oder des Veranstalters, damit Sie hier in kein Fettnäpfchen treten.
Vermeiden Sie Kleidungsstücke mit großflächigem Rot bei Vorträgen vor kleinen Gruppen, denn die Farbwirkung ist anregend bis aufregend und kann sogar Aggressionen auslösen.

Uniformierte Berufe, Berufe mit Dienstkleidung

Apothekerin, Richterin, Flugbegleiterin, Pilotin, Krankenpflegepersonal, Hotelangestellte, Messebetreuerin, Servicemitarbeiterin

Hier ist es nur möglich, zur Dienstkleidung eventuell mit zurückhaltendem Schmuck, farbigem T-Shirt oder auch einem Tuch Individualität zu zeigen. Für Damen ist ein gepflegtes Make-up sehr wichtig.

Korrekt gekleidet für ...

Das Gespräch mit den Vorgesetzten

Für das Gespräch mit Vorgesetzten wählen Sie, was betriebsüblich ist. Wichtig ist aber, dass Sie einen korrekten Eindruck machen und sich gut angezogen in Ihrer „zweiten Haut" fühlen. Sie sind dann viel sicherer.

Der Spezialtipp

Achten Sie darauf, dass Sie entsprechend Ihrer Position, Ihrem Stand und Status gekleidet sind und nicht mit Ihren Vorgesetzen in punkto teurer Designerkleidung konkurrieren.

Die VertreterInnensitzung

Bei VertreterInnensitzungen geht es ums Verhandeln, daher heißt es gut gewappnet im Wortsinn zu sein. Ihr Kleidungsstil soll in etwa dem entsprechen, was in der jeweiligen Branche bei KundInnenbesuch getragen wird. So gewinnen die Vertriebs- und FirmenleiterInnen einen Eindruck davon, wie sich ihre RepräsentantInnen nach außen darstellen. Wenn Sie diesbezüglich unsicher sind, fragen Sie ruhig bei den Vorgesetzten nach der firmeneigenen Auffassung zum Kleiderstil.

Zur Repräsentation

Repräsentationsaufgaben erfüllen Sie auch als Teilnehmerin an einer Fortbildungsveranstaltung. Sie sind nicht als Privatperson, sondern als Mitarbeiterin ihres Unternehmens anwesend. Entscheiden Sie sich daher für eine zurückhaltende Bürokleidung, eventuell sogar etwas Sportliches oder gehobene Freizeitkleidung. Erscheinen Sie nicht in Hausschuhen, alten Jeans und ausgewaschenem T-Shirt.

Als Vortragende

Bei einem Auftritt als Referentin oder Rednerin bestimmt die Zurückhaltung Ihre Kleidung. Je kleiner das Publikum, desto unauffälliger sollte Ihre Kleidung sein.
Bei Ihrem Auftritt vor großem Publikum machen Sie kräftige Farben für alle gut sichtbar. Gemeint sind dabei aber nicht große Muster und schrille Töne, sondern eventuell ein rotes Kostüm und feine Stoffe.
Wählen Sie keine hellen Kostüme oder Hosenanzüge für ihren öffentlichen Auftritt, da sie im Rampenlicht durchsichtig wirken.

Auf Messen und bei Ausstellungen

Bei diesen Besuchen wird im weitesten Sinne Businesskleidung erwartet und getragen. Je nach Branche sind die Anforderungen etwas strenger oder lockerer. Tragen Sie gutes und bequemes Schuhwerk zu Ihrem Kostüm oder Hosenanzug.
Sind Sie für Ihre Firma bei einer Messe, Ausstellung oder einem Kongress vertreten, so ist es bereits üblich geworden, eine einheitliche Kleidung der MitarbeiterInnen zu verlangen. Besonders Großfirmen lassen eine einheitliche Kleidung, so etwas wie eine „zivile Uniform" entwerfen, die sie als Teil ihres äußeren Erscheinungsbildes und der Corporate Identity betrachten. Ist keine einheitliche Kleidung vorhanden, so lohnt es sich, das Messe- und Kongressteam bezüglich der Kleiderordnung anzusprechen.

An den „Hundstagen“

Die heißesten Tage im Jahr verlangen allen berufstätigen Menschen, die sie nicht im kühlen Schatten oder Bad verbringen können, viel ab. Es empfiehlt sich natürlich auch im Büro eine leichte Kleidung. Achten Sie trotzdem darauf, dass nicht zu viel Haut sichtbar wird, denn das enthebt Sie jeglicher Autorität. Trotzdem sollten Spagettiträger, sichtbare BHs, Shorts und dergleichen nur als Freizeitkleidung während der Hundstage getragen werden, keinesfalls im Geschäftsleben.

Accessoires, die unentbehrlichen Begleiter

Die Krönung für jedes Outfit

Accessoires sind das modische Zubehör für Ihre Kleidung. Ohne sie wäre Mode farblos und langweilig. Bewusst eingesetzt, ist ihr Effekt verblüffend. Handtaschen, Schuhe, Schmuck und Schals machen ein dunkles Kostüm mal elegant, mal sportlich.

Accessoires können zum Blickfang, zum Mittelpunkt, ja zur Krönung jedes Outfits werden. Der kostbare Schal, den Ihnen der Liebste zum Geburtstag geschenkt hat. Die antike Brosche, die Sie von Ihrer Großmutter geerbt haben. Oder die auffallende Modekette in Ihren Lieblingsfarben, die Sie günstig und spontan gekauft haben. Lassen Sie diese Stücke alle Blicke auf sich ziehen. Überlegen Sie, wie Sie deren Schönheit noch unterstreichen können.

Greifen Sie wirkungsvoll die verschiedenen Farben des kostbaren Schals auf. Lassen sie sich optisch mit der Farbe der Schuhe und des Gürtels verbinden? Wie wäre es mit Ohrringen in jener Farbe des Schals, die Sie gerne betonen möchten?

Braucht die bunte Kette noch farbliche Unterstützung oder glänzt sie mit einem unifarbenen Shirt und dem dunklen Hosenanzug an besten?

Damit die antike Brosche Ihrer Großmutter, die Ihnen lieb und teuer ist, nicht länger in der Lade liegt, machen Sie sich auf die Suche nach Ohrringen, die im Material und in der Größe zur Brosche passen. Sie dürfen nur so groß oder gerade so auffällig sein, dass sie der Brosche nicht die Schau stehlen.

Accessoires können kurzlebige Modegags sein. Oder dürfen etwas teurer sein, weil sie zeitlos attraktiv bleiben. In jedem Fall komplettieren sie die Kleidung, werten sie auf, machen sie bunt und lassen sie wie neu erscheinen. Genug Gründe, ihnen etwas Zeit und Aufmerksamkeit zu schenken. Finden Sie nicht auch?

Mit und ohne Fransen
Tücher und Schals

Schal, Tuch oder Stola peppen die Garderobe auf. Und schmeicheln in Material und Farbe jedem Gesicht. Auch ganz praktische Gründe sprechen für ihre große Beliebtheit. Sie wärmen den Nacken. Doch nicht nur. Sie bewähren sich auch auf Reisen vielfältig. Schals lassen sich zu attraktiven Schärpen binden, am Rücken verkreuzt und die Enden seitlich versteckt. Oder als Gürtel durch die Schlaufen von Röcken oder Hosen ziehen.
Und ganz nebenbei, mit einem Schal lässt sich der unangenehme Eisfleck auf Ihrer Bluse lässig verdecken.
Variieren Sie Schals und Tücher in Farben und Muster. Das Angebot ist riesengroß. Für jedes Budget und jede Stilrichtung. Wichtig ist, dass Sie diese schmückenden Teile in ihren Ausmaßen nicht zu groß wählen, sonst wirken sie zu voluminös und sind zu dominant.
Nicht immer passt ein zwar farblich harmonischer Teil im Stil zum Outfit, denn ein Blümchenschal gehört nicht unbedingt zum klassischen Nadelstreif. Fein Gewebtes hingegen passt ausgezeichnet zu eleganter Kleidung.

Eine oder gleich mehrere?
Die Handtasche

Kuverttasche, Henkeltasche, Reisetasche, Beuteltasche, Businesstasche, Umhängtasche, Rucksacktasche … Gehören Sie zu den Frauen, die zu jeder Kleidung die passende Handtasche tragen wollen? Oder zählen Sie sich zu jenen, die zwei Taschen besitzen und mehr als überflüssig empfinden? Zugegeben, das ständige Umräumen des Tascheninhalts von einer in die andere Tasche ist nicht „jeder Frau Sache“. Was alles in einer Damenhandtasche Platz finden kann, ist aber eine ganz andere Geschichte.

Wenn Sie nicht zu den Frauen gehören, die sich von ihrer Lieblingstasche sowohl ins Büro, zum Spielplatz als auch ins Theater begleiten lassen, dann empfiehlt es sich, mindestens vier Taschen zu besitzen:

- eine Tasche für jeden Tag
- eine klassische Tasche für formelle Anlässe
- eine schicke Damen-Aktentasche, in der Unterlagen und Laptop Platz finden
- ein Täschchen für den Konzert- oder Theaterbesuch

Der Spezialtipp

Wählen Sie zuerst eine Ihrer Kombinationsfarben für Accessoires aus. Und kaufen Sie zum Beispiel eine rote Handtasche, einen roten Schal, rote Pantoletten, ein rote Kette, einen roten Ring, eine rote Brille und einen roten Lippenstift … Natürlich tragen Sie nicht alle Teile auf einmal. Einmal passt die rote Brille zur Handtasche und dann passt wieder der Schal besser zu Ihrem Outfit. Wenn Sie Zeit und Lust haben, kann die nächste gewählte Kombinationsfarbe Ihren Einkauf bestimmen.

Und, ganz ehrlich, hätten Sie nicht manchmal Lust auf eine extravagante Tasche? Außergewöhnlich in Farbe oder Form?
Dann kaufen Sie sich eine, sie muss nicht teuer sein. Probieren Sie doch einmal zu Ihrem klassischen, schwarzen Kostüm pinkfarbene Schuhe und eine pinkfarbene Tasche. Oder zu einem dunkelbraunen Hosenanzug orangefarbene Schuhe und eine passende Tasche. Reizvoll in der Wirkung, oder?
Übrigens, Tasche und Schuhe können, müssen aber nicht die gleiche Farbe haben. Auch ähnliche Farbtöne und unterschiedliche Materialien lassen sich gut kombinieren.
Wenn Sie eine im Schnitt klassische und in der Farbe zeitlose Handtasche kaufen, dann wählen Sie diese aus hochwertigem Material.

Das zahlt sich aus, denn Sie werden lange Ihre Freude daran haben. Ob Sie sich für eine Henkel- oder Umhängetasche entscheiden, bestimmen Ihre Tragegewohnheiten.
Jede Handtasche sollte nicht nur im Stil zu Ihnen passen, sondern auch in der Größe. Winzige Beutelchen sehen an groß gewachsenen Frauen genauso merkwürdig aus wie „kofferähnliche Gebilde" an zierlichen Frauen. Möchten Sie optisch größer wirken, dann greifen Sie zu einer Handtasche, die im Farbton heller ist als die Schuhe. Denn diese lenkt den Blick nach oben und „streckt".

Was hat die Körperproportion mit der Form der Handtasche zu tun?

Eine ganze Menge, wie Sie sehen werden. Eine Tasche sollte nie an der breitesten Stelle des Körpers anliegen.

- **A-Linie:** Die Tasche sollte im Oberkörperbereich getragen werden.
- **H-Linie:** Die Tasche darf optisch nicht verbreiternd wirken. Deshalb soll das Taschenmodell nicht zu breit gewählt sein.
- **V-Linie:** Die Tasche soll optisch verbreiternd wirken und deshalb in der unteren Körperhälfte getragen werden oder A-linienförmig sein.
- **I-Linie:** Die Tasche, die bei schmaler Figur nicht zu wuchtig sein soll, kann kurz und lang getragen werden.
- **O-Linie:** Eine Tasche mit Henkeln ist empfehlenswert.

Schmal oder breit?

Der Gürtel

Gürtel sind sehr der Mode unterworfen. Viele Frauen tragen Bluse, Pullover oder Shirt außen über Hose oder Rock und machen damit jeden Gürtel überflüssig. Sind die Gürtelschlaufen an einem Kleidungsstück sichtbar, sollten Sie immer einen Gürtel tragen.
Der Kauf eines neutralen Gürtels, in einer Breite von zirka drei Zentimetern, lohnt sich, da Sie einen solchen zu vielen Kleidungs-

stücken tragen können. Breite Gürtel lassen die Taille schlanker wirken, schmale Gürtel verbreitern sie optisch.
Modische Gürtel können ein Outfit sehr aufwerten und zugleich attraktiver Blickfang sein. Die Farbe der Schnalle sollte sich an Ihrer Schmuckfarbe orientieren.
Die Gürtelfarbe wählen Sie harmonisch zur Kleidung. Die modische Vorgabe, dass der Gürtel in die Farbe der Schuhe sein muss, ist überholt.

Dezent oder auffallend?

Schmuck

Modeschmuck oder ein „echtes“ Schmuckstück? Heute können meist nur mehr Fachleute den Unterschied feststellen. Doch was nützt der schönste Brillantring, wenn er in seiner Größe und Fassung nicht zu Ihrer Hand passt. Und der Klunker aus Glas, der nichts wert ist, äußerst attraktiv an Ihrem Finger funkelt.
Auffallende oder dezente Schmuckstücke? Wenn Sie gerne Schmuck tragen, ob im Alltag oder bei einem festlichen Anlass, werden Sie zu jenen Schmuckstücken greifen, die Ihnen gefallen, die Ihren Typ unterstreichen und mit Ihrer Kleidung harmonieren.
Nur ein Einzelstück oder mehrere Schmuckstücke kombinieren? Eine gute Richtlinie ist, nicht mehr als fünf Schmuckstücke auf einmal zu tragen (die Uhr wird mitgezählt). Sie entscheiden mit der Wahl Ihres Schmuckes, ob Sie gerne auffallen wollen oder nicht.
Es gibt keinen „Schmuck-Knigge“, der vorgibt, wann und wozu Sie welchen Schmuck tragen sollen. Schmuck ist Geschmackssache.
Silber oder Gold? Matt oder glänzend?
Goldschmuck (Gelb- oder Rotgold) wirkt zu warmen Farben (siehe Kapitel „Zauber der Farben“) und einem pfirsichfarbenen, hellen bis goldgelbem Teint, oft auch mit Sommersprossen, sehr harmonisch.
Silber und Weißgold passen zu so genannten kalten Farben und zu bläulich schimmerndem, oft auch sehr weißem Ton der Haut.

Der Spezialtipp

Lassen Sie Ihre Schmuckstücke hin und wieder reinigen, polieren oder neu fädeln, damit sie glänzen und strahlen. Perlen behalten ihren Lüster, wenn sie regelmäßig auf möglichst ungeschminkter und unparfümierter Haut getragen werden. Wenn sie länger ungetragen in einem Schmucketui liegen, verlieren Perlen ihren Glanz.

Die Halskette

Längere Ketten strecken optisch eine kurze und stärkere Halspartie und wirken bei rundlichen und vollen Gesichtern sehr vorteilhaft. Kürzere Ketten tun langen, schmalen Gesichtern gut, wenn die Halspartie nicht zu breit ist.

Auch wenn ein Hals nicht mehr so jugendlich straff ist, empfehlen sich längere schlichte Ketten.

Betrachten Sie Ihren Hals und probieren Sie Ketten in unterschiedlichen Längen.

- Wie wirkt Ihr Hals? Schmäler, länger, breiter?
- Harmoniert die Kette mit der Größe Ihres Gesichtes und Ihrem Körperbau?

Reicht eine Kette bis zum Busen, kann diese eine große Oberweite noch mehr betonen. An großen Frauen kann ein winziges Halskettchen „verloren“ wirken, während so manche zierliche Frau von einer zu wuchtigen Kette optisch „erdrückt“ wirkt.

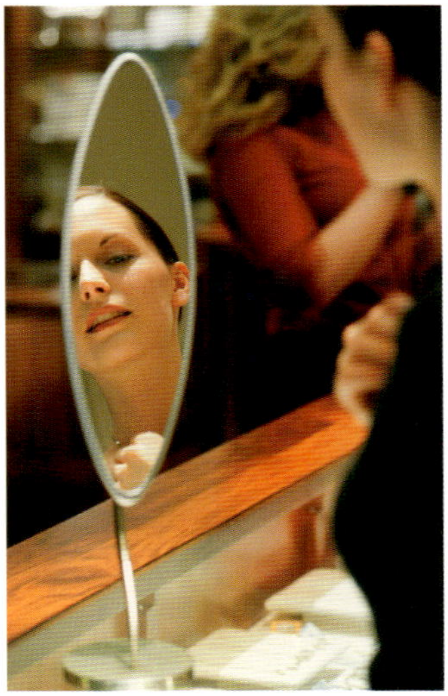

Mit der Wahl Ihres Schmuckes entscheiden Sie, ob Sie gerne auffallen wollen oder nicht.

Die Länge der Kette hängt mit dem Kragen oder dem Ausschnitt von Bluse, Kleid oder Shirt zusammen. Eine kürzere Kette zu einem hohen Stehkragen getragen, kann sehr effektvoll sein, zu einem runden Halsausschnitt langweilig wirken. Manchmal sieht eine Kette zu langen Haaren sehr gut aus und wirkt bei einem Kurzhaarschnitt viel zu wuchtig, weil ihr der Rahmen fehlt, um glänzen zu können.

Die Ohrringe

Ohrgehänge, Ohrstecker oder Clips? Welche Art und Form des Ohrschmucks sollten Sie bevorzugen ...

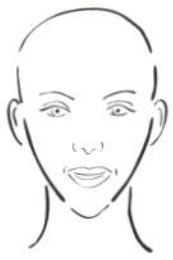

... bei einem dreieckigen oder herzförmigen Gesicht?
Diese Gesichtsform – breite Stirne und beim Kinn zum Dreieck zulaufend – soll sich nicht im Ohrring wiederholen, sondern durch andere Formen unterbrochen werden.

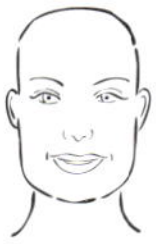

... bei einem rechteckigen oder langen ovalen Gesicht?
Statt hängendem Ohrschmuck harmoniert zu diesem Gesichtsformen breiter Ohrschmuck oder auch nur eine schlichte Perle.

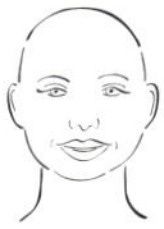

... bei einem quadratischen oder runden Gesicht?
Hier soll der Ohrring verlängernd wirken. Bei einem eher kurzen und breiten Gesicht sind eckig-längliche Ohrringe vorteilhaft. Sie strecken und lassen ein rundliches und volles Gesicht schmäler wirken.
Zu einem quadratischen Gesicht kann sowohl ein rundlich-länglicher Ohrring als auch ein eckig-länglicher Ohrring getragen werden.

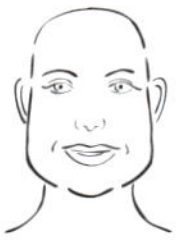

... bei einem trapezförmigen Gesicht?
Diese Form des Gesichtes – schmale Stirnpartie und breiter Unterkiefer – soll sich nicht im Ohrschmuck widerspiegeln.
Große Ohrläppchen vertragen keinen filigranen Schmuck. Zierliche Ohrringe lassen sie noch größer wirken. Hier wirken größere Clips besser.

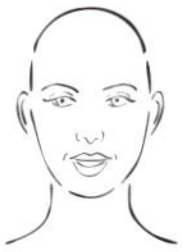

... bei einem ovalen Gesicht?
Ob glamourös oder zurückhaltend, zu diesem Gesicht passt jeder Ohrschmuck, der mit der Persönlichkeit der Trägerin und ihrem Outfit in Einklang steht.

Die Uhr

Auch Armbanduhren sollten Ihren Proportionen entsprechend gewählt sein. Sehr kleine Modelle sehen an zierlichen Frauen sehr passend aus, an großen Frauen eher verloren. Große Uhren an dünnen Handgelenken wirken „wie von der großen Schwester" geliehen. Legen Sie sich auch hier zum Vergleich zwei verschieden große Uhren auf das linke und das rechte Handgelenk.

Eine große sportliche Uhr zum eleganten Kostüm? Auch eine Uhr sollte im Stil zur Trägerin, zum Anlass und zum Outfit passen. Wenn Sie nur eine Uhr besitzen wollen, entscheiden Sie sich am besten für ein „zeitloses" Modell, das in Material und Farbe zu Ihrem Schmuck passt und sich mit einem neutralen Uhrband vielseitig kombinieren lässt.

Der Ring

Für den Kauf eines Ringes sind der Gesamteindruck Ihrer Hand und die Form Ihrer Finger ausschlaggebend. Sind die Finger lang und fein oder kurz und gedrungen? Ist die Hand breiter oder schmäler auslaufend? Auf längeren Fingern wirken breite, große, lange Ringe oder gleich mehrere Ringe hintereinander schön. Je kürzer und gedrungener die Finger sind, desto schmäler soll ein Ring seitlich sein. Aber insgesamt darf er nicht zu zart gearbeitet sein, denn ein schmaler Ring verstärkt den Eindruck einer breiten Hand und von kurzen Fingern.

Die Frage, ob Ihnen ein übergroßer Ring oder ein dezenter Ring besser passen, beantworten Sie selbst. Denn das hängt nicht nur mit Ihren Händen zusammen, sondern auch mit Ihrem Outfit, Ihrem Auftreten und Ihrer Persönlichkeit.

Der Spezialtipp

Sollten Ihnen jemand Schmuck schenken wollen, helfen Sie ihm dabei, das Richtige zu finden. Wie wäre es damit? Lassen Sie einige ausgewählte Stücke, die Ihnen besonders gut stehen, beim Juwelier zum Anschauen zurücklegen, damit es am Festtag für Sie und für ihn keine „böse" Überraschung gibt.

Eine Brille mit Stil

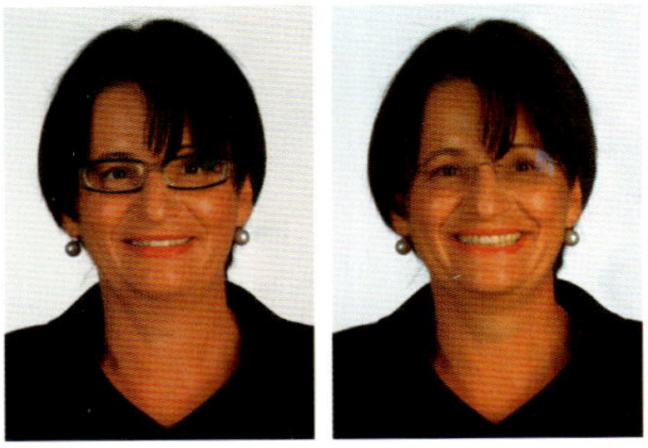

Die richtige Brille lässt ein Gesicht wirken, eine unpassende hingegen kann ein Gesicht weniger vorteilhaft erscheinen lassen.

Brillen sind längst keine lästige Sehhilfe mehr, sondern ein modisches Accessoire und für manche ein unverwechselbares Markenzeichen. Für „Vollzeitbrillenträgerinnen" ein besonderer Schmuck. Doch wie findet frau die Brille, die genau zu ihrem Typ passt?
Form und Farbe bestimmen den Kauf einer Brille. Ob frau ein ausgefallenes „Gestell" bevorzugt, lieber zu einer schlichten Fassung mit schmalem Rand greift oder gar eine randlose Brille auswählt, ist vom Typ abhängig. Wer auffallen möchte, kann sich mit einem markanten Modell in Szene setzen. Dagegen können Brillen mit zarten oder keinen Rändern fast unsichtbar wirken und lenken nicht vom Gesicht ab.
Frauen mit zartem Teint sollten eher zu weniger dominanten Brillenmodellen greifen. Auch Frauen mit wilder Lockenmähne sind mit einer dezenteren Brillenfassung meist besser beraten. Das gilt auch für Frauen, die auffälliges Make-up lieben. Zum pfiffigen Kurzhaarschnitt oder zum Pferdeschwanz passt hingegen häufig eine Brille mit „Eigenleben".
Sind Sie endlich alt genug für eine Lesebrille? Ärgern Sie sich nicht, sondern nehmen Sie diese Tatsache als willkommene Gelegenheit, ein neues Accessoire zu tragen. Einmal schrill, einmal bunt, einmal seriös, einmal eckig. Für jeden Stil und jede Stimmung gibt es die richtige Brille.

Welche Brille für welches Gesicht?

Jedes Gesicht ist individuell. Unterschiedliche Kopf-, Nasen-, Mund-, Stirn- und Kinnformen prägen das Aussehen ebenso wie Hauttyp, Haarfarbe und Frisur.

Eine Brillenfassung kann Ihren Typ unterstreichen oder verändern. Die Form der Brille sollte deshalb mit Ihrer persönlichen Gesichtsform harmonieren.

Damit Sie Ihre Gesichtsform bestimmen können und die Proportionen erkennen, betrachten Sie Ihr Gesicht im Spiegel ohne Brille. Kämmen Sie Ihre Haare aus dem Gesicht.
Legen nun Sie den ausgestreckten Zeigefinger einmal senkrecht an den Gesichtsrand der oberen Gesichtshälfte und einmal an den der unteren Gesichtshälfte. Wo folgt die Form des Gesichts dem ausgestreckten Finger, wo weicht sie ab, ist das Gesicht also breiter oder schmäler, rund oder eckig?
Im Idealfall lassen sich alle Gesichtsformen in drei gleich lange Abschnitte teilen:

1 | vom Haaransatz bis zur Augenbrauenlinie
2 | von der Augenbrauenlinie bis zur unteren Nasenkante
3 | von der Nasenkante bis zum Kinn

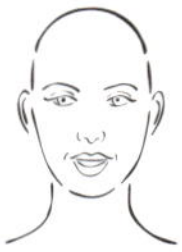

Das ovale Gesicht

Diese ideale Gesichtsform wirkt harmonisch. Deshalb können Sie beim Kauf einer Brille zwischen allen Brillenformen wählen, von der feinen Metallfassung bis hin zur exzentrisch auffälligen Fassung. Je schmäler das Gesicht ist, desto zarter darf die Brillenfassung sein.
Die Haut wirkt sehr fein und ebenmäßig. Das ovale Gesicht ist eher schmal und lang und passt in den Proportionen zum Körperbau. Deshalb stehen Ihnen bei der Wahl von Brille, Frisur, Schmuck und dem passenden Halsausschnitt alle modischen Möglichkeiten offen.

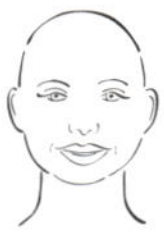

Das runde Gesicht

Obwohl Ihr Gesicht weiche, ebenmäßige Konturen aufweist, ist es im Verhältnis zu seiner Breite eher kurz. Damit das runde Gesicht ovaler erscheint, soll es die Brillenfassung optisch in die Länge ziehen. Deshalb passen eher eckige bis rechteckige Fassungen. Diese nehmen dem Gesicht das „Runde“ und geben die nötige Kontur. Optisch günstig erscheinen Brillenfassungen, die leicht gerundet sind und an der Seite eine gerade Längsbetonung haben. Sowie randlose Fassungen, eher eckig geschliffen, mit nicht zu feinen Bügeln. Und Brillen in leichter „Schmetterlingsform“ oder leicht eckig ansteigend mit einem engen Steg und dünnen Bügeln. Weniger vorteilhaft sind zu kleine, rundliche oder zu ovale Fassungen mit tiefen, breiten Bügeln und breitem Steg. Feine Brillen gehen in diesem Gesicht unter.

Günstig:

- Schmetterlingsform
- eckige, steigende Linie
- enger Steg
- dünner Bügel

Ungünstig:

- runde Form
- breiter Steg
- tiefer und breiter Bügel

Der passende Schmuck? Der ideale Ausschnitt?
Einem runden Gesicht schmeicheln schmale Clips, kantige Schmuckformen und lange Ketten. Jacken ohne Revers, V-Ausschnitt, langer, weiter Rollkragen und halsferne Ausschnitte „strecken“.

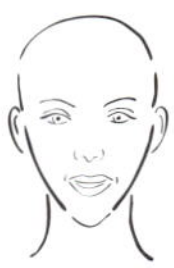

Das dreieckige/herzförmige Gesicht

Kennzeichen dieses Gesichtes sind ein relativ breiter Haaransatz und eine breite Stirn. Zum Kinn hin wird es schmäler und länger. Runde, ovale oder abgerundete Karree-Brillenformen schmeicheln diesem Gesicht. Die typische Pilotenbrille, sofern sie der Mode entspricht, wäre ideal, da sie das Gesicht optisch teilt und den eingefallenen Wangen mehr Fülle gibt. Diese Brillenform macht ein spitzes Kinn „weicher“.
Zu wuchtige Fassungen in grellen, leuchtenden Farben betonen hingegen die Dreiecksform des Gesichtes eher noch.

Günstig:
- rund, oval oder Tropfenform
- kleines Gestell
- enger Steg

Ungünstig:
- breiter Steg
- seitliche Betonung der Brille

Der passende Schmuck? Der ideale Ausschnitt?
Größere Kreolen in den Ohren, ein runder Kragen, ein so genannter Schildkrötenkragen oder ein U-Boot-Ausschnitt schmeicheln Ihrem dreieckig/herzförmigen Gesicht.

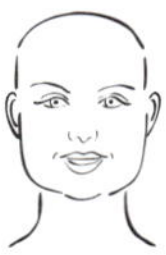

Das quadratische Gesicht

Dieses Gesicht wirkt kurz und breit. Seitlich gerade und im Bereich des Kinns sehr kantig. Schläfe, Kinn und Unterkiefer sind prägnant. Um das Gesicht weicher erscheinen zu lassen, sind leicht rundliche Brillen mit flacher Linienführung vorteilhaft. Randlose Fassungen passen, weil sie das Gesicht optisch nicht „unterbrechen".
Von dünnen Fassungen sowie eckigen, runden und sehr kleinen Brillenformen ist abzuraten, da sie das quadratische Gesicht noch mehr betonen.

Günstig:
- oval oder Katzenform
- dünner Bügel
- enger Steg

Ungünstig:
- breiter Steg
- eckige Form
- tiefer Bügel

Der passende Schmuck? Der ideale Ausschnitt?
Ebenso Kreolen, alle runden, weichen Schmuckformen, lange Ketten wirken harmonisch. Weite Rollkrägen, runde oder V-Ausschnitte passen zu Ihrer Gesichtsform sehr gut.

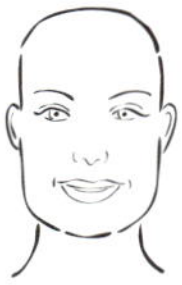

Das rechteckige Gesicht

Die Gesichtszüge sind lang und schmal. Typisch die markanten Wangenknochen, eine ausgeprägte Kieferpartie und eine breite Stirn. Eine betont waagrechte Brillenfassung sollte die Länge des Gesichtes optisch teilen und verkürzen. Besonders schön wirken runde oder ovale Fassungen. Diese dürfen aber nicht zu klein sein. Randlose Brillen mit zarten Umrissen lockern auf. Hingegen verlängern Fassungen in Tropfenform, mit hohem Steg oder hoch angesetztem Bügel das Gesicht.

Günstig:

- runde Form
- breite Form
- waagrechte Betonung
- breiter Steg – tiefer Steg
- tiefer Bügel

Ungünstig:

- hoher Steg
- hoch angesetzte Bügel

Der passende Schmuck?
Der ideale Ausschnitt?
Wirkungsvoll erscheinen Kreolen, runde, dicke Clips, kurze Ketten mit großen Perlen und Halsbänder.
Krägen aller Art, Rund- oder U-Boot-Ausschnitte stehen Ihnen ausgezeichnet zu Gesicht.

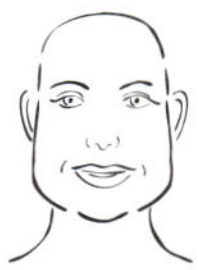

Das trapezförmige Gesicht

Diese Gesichtsform ist im Stirnbereich schmal und hat eine ausgeprägte Kieferpartie. Meist wirkt das Gesicht eckig, es kann aber auch birnenförmig rund wirken. Deshalb soll die Form der Brille den oberen Bereich des Gesichtes optisch verbreitern. Sehr vorteilhaft schauen Brillen aus, die in ihrer Form seitlich nach oben ansteigen, zum Beispiel eine leichte Schmetterlingsform. Ungünstig sind rechteckige und zu kleine Fassungen und ein enger Steg.

Günstig:
- Katzen- oder Schmetterlingsform
- oberer Brillenrand betont – unterer Rand transparent

Ungünstig:
- kleine Brille
- enger Steg
- rechteckige Form
- starke Betonung des unterer Brillenrandes

Der passende Schmuck? Der ideale Ausschnitt? Kleine Ohrstecker und halsferne Ketten harmonieren zu halsfernem Ausschnitt oder V-Ausschnitt.

Der Checkliste für den Brillenkauf

- Welche Gesichtsform haben Sie?
- Wirkt Ihr Gesicht klein- oder großflächig? Ein großflächiges Gesicht wirkt mit einer zu kleinen Brille noch großflächiger. Ein kleines Gesicht wird mit einer großen Brille optisch noch kleiner.
- Wo sitzt Ihr Ohr? Ist es tief oder hoch angesetzt? Bei einem hoch angesetzten Ohr sitzt auch der Brillenbügel sehr hoch. Da bleibt wenig Platz für die Fassung oberhalb des Bügels.
  Bei einem tief angesetzten Ohr liegt der Brillenbügel mittig bis weiter unten. Da ist mehr Raum für die Brillenfassung.
- Ist das Auge in der Mitte des Glases?
- Sitzt die Brille auf der Wange auf?
- Ist Ihre Nase lang oder kurz? Sie verlängern eine kurze Nase, wenn Sie den Steg weit oben tragen. Ein Doppelsteg hingegen verkürzt und ist für eine lange Nase ideal.
- Wie hoch ist die Stirn?
- Möchten Sie Ihr Gesicht hervorheben oder die Brille wirken lassen?
- Wie passt die Farbe der Brille zu Ihrer Garderobe und Ihrer Haarfarbe?
- Ist es die einzige Brille oder die Zweitbrille, die Sie kaufen wollen?

Farben für Brillen und Gläser

Erscheint Ihnen der Kauf einer neuen Brille nun etwas kompliziert? Wenn ja, vergessen Sie nur eines nicht: Wählen Sie keine Brillenfassung, die Ihrer Gesichtsform entspricht. Dann liegen Sie meist richtig.

Und geben Sie sich nur mit einer kompetenten Beratung im Fachgeschäft zufrieden. Denn nicht nur die Form und Farbe der Brillenfassung sind wesentlich, sondern auch die Wahl der Farbe (siehe Zauber der Farben) für die Tönung der entspiegelten Gläser ist ausschlaggebend für den Gesamteindruck Ihrer neuen Brille. Ein unglücklich gewählter Farbton für die Brillengläser lässt die Haut um Ihre Augen anders erscheinen als die übrige Gesichtsfarbe.

	Brillenfassung/Farbe	Brillengläser/Tönung
Zu kalten, klaren Farben	kontrastreiche, kräftige, kühle Farben, silbergrau Metall: glänzendes bis mattes Silber	grau, blau, rosa
Zu ausgewaschenen kühlen und gedämpften Farben	alle kühlen Pastellfarben, durchsichtig Perlmutt schimmernd in kalten Tönen Metall: mattes Silber	grau, rosa, blau, violett
Zu frisch leuchtenden, warmen Farben	warme, zarte und leuchtende Farben, gelbbraun, honigfarben, nicht zu dunkel Metall: Gold, mattes bis helles Gold	gelb, braun
Zu satten, warmen Farben	warme, kräftige Farben, braunes Horn, Tigermuster, satte Erdtöne Metall: Gold, Kupfer	gelb, braun, oliv

Der Spezialtipp

Sind Sie unsicher, ob Ihnen eine extravagante Brille steht? Dann lassen Sie sich am besten beim Optiker mit einer Digitalkamera fotografieren. Von vorne und von der Seite. Dann können Sie die Bilder gleich betrachten oder in Ruhe zu Hause.
Liebäugeln Sie mit dem Kauf einer himmelblauen oder signalroten Fassung? Dann beachten Sie, ob die Farbe der Brille mit Ihrer Haar- und Hautfarbe, mit Ihrer Frisur harmoniert. Mit einer bunten Brille fühlen Sie sich außergewöhnlich und lebendig. Doch vielleicht wollen Sie nicht jeden Tag auffallen, dann ist eine farblich neutrale Ersatzbrille wichtig.

Für Kopf und Hände

Handschuhe, Mütze & Hut

Waren Handschuhe und Hut noch bis in die 1950er Jahre für jede Frau ein modisches Muss, gibt es heute nur noch wenige Anlässe für Hüte, außer bei manchen Hochzeiten oder Begräbnissen. Eigentlich schade, finden Sie nicht auch?
Steht Ihnen ein Hut? Dann tragen Sie auch einen, ohne Rücksicht auf die Frisur, wann immer Sie Lust haben. Ob mit großer Krempe, tief in die Stirn gezogen oder eng am Kopf anliegend, passend zur Sommergarderobe oder zur Winterkleidung. Hüte gibt es in so vielen Formen und Farben. Die Auswahl ist groß.
Experimentieren Sie an einem schlichten, einfachen Modell mit verschiedenen Bändern, Blumen, Hutnadeln oder mit einem Schleier. Viele bewundernde Blicke werden Ihnen sicher sein.
Der Seidenschal elegant um den Kopf geschlungen? Die karierte Kappe keck zum Blazer getragen? Die bunte Mütze zum neuen

Mantel? Lassen Sie sich ein auf das fröhliche Spiel mit allerlei Kopfbedeckungen aus Baumwolle, Filz, Seide oder Stroh, das ganz Ihrem Stil und Geschmack überlassen bleibt.
Auf Handschuhe wollen die wenigsten Frauen in der kalten Jahreszeit verzichten. Gönnen Sie sich ein gut gearbeitetes Paar aus bestem Leder in einer neutralen Farbe, das zu mehreren Mänteln und Jacken passt. Lederhandschuhe gibt es warm gefüttert und ohne Innenfutter zu kaufen.
Lederhandschuhe, die schmutzig geworden sind, können Sie problemlos im Handwaschbecken mit einer guten Lederseife oder einem Ledershampoo reinigen. Ziehen Sie das schmutzige Paar an und reiben Sie dann Ihre Hände im lauwarmen Seifenwasser aneinander. Danach die Handschuhe gut spülen und langsam (nicht auf einer Heizung) trocknen lassen. Schlüpfen Sie während des Trocknens hin und wieder in die Handschuhe hinein, damit sie die Form wahren.

Der Spezialtipp

Gehören Sie zu jenen Frauen, die mit kalten Händen nach ihren Handschuhen suchen, um wieder bemerken zu müssen, dass diese daheim im Warmen liegen? Wenn ja, gewöhnen Sie sich an, in jede Mantel- oder Jackentasche ein flottes Handschuhpaar zu stecken. Die Investition lohnt sich.

Der Schuh –
das Tüpfelchen auf dem i

Zeigt her eure Füße …

Können Sie auch an keinem Schuhgeschäft vorbeigehen, ohne zumindest einen Blick in die einladenden Schaufenster zu werfen? Kein Wunder, denn zu jeder Jahreszeit ist die Auswahl verführerisch. Legere Ballerinas in den aktuellen Modefarben, elegante Sandalen mit Schwindel erregenden Absatzhöhen, vielseitig tragbare klassische Pumps, zierliche Slingpumps (vorne geschlossen, hinten mit Riemchen statt Ferse) zum Sommerkleid, Mules (Pantoffeln) zu Jeans, Sportschuhe aus Leinen, extravagante Stiefel oder witzige Flipflops …

Der richtige Schuh gibt jedem Outfit optisch den letzten Schliff. Er macht Ihre Kleidung komplett. Deshalb stört nichts mehr als schiefe Absätze und ungepflegte Schuhe.

Damit der Schuh nicht drückt

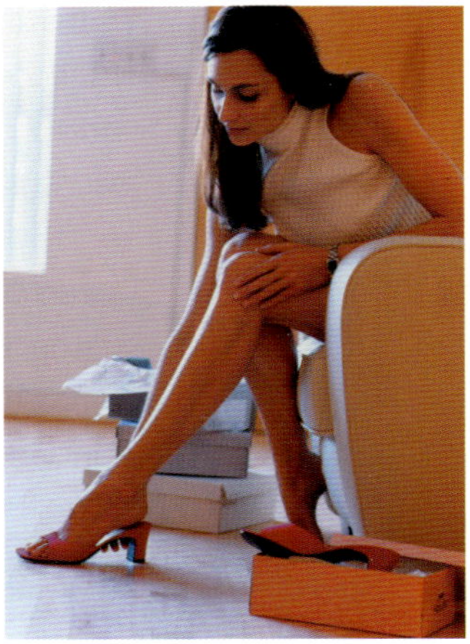

Billig oder teuer? Schuhe werden in sehr unterschiedlichen Preisklassen angeboten. Überlegen Sie sich beim Kauf das Preis-Leistungsverhältnis. Wie oft werden Sie das Paar Schuhe tragen? Jeden Tag, einmal im Monat, einmal im Jahr? Sind sie so modisch in Form und Farbe, dass sie deshalb nächstes Jahr völlig out sein werden? Oder so zeitlos, dass Sie die nächsten fünf Jahre Ihre Freude daran haben werden?
Zu empfehlen ist ein Grundsortiment an Schuhen pro Jahreszeit. Wählen Sie neutrale Farben wie Schwarz, Dunkelblau und Dunkelbraun. Schlichte Schuhe mit wenigen Details sind vielseitig zu tragen.

Zehenfreie Schuhe, so attraktiv sie auch sind, haben im Business nichts verloren.

Häufig klagen Frauen über **geschwollene Füße**. Beobachten Sie, wann Ihre Füße eher anschwellen. Am Vormittag? Am Nachmittag? Sonst kann Ihnen passieren, dass Sie Schuhe kaufen, die Ihnen beim ersten Tragen zu eng sind.

Nehmen Sie sich **Zeit für das Probieren**. Gehen Sie einige Schritte im Geschäft auf und ab und beachten Sie im Spiegel genau die Passform des Schuhausschnittes, betrachten Sie den Schuh von der Seite und den Absatz. Fragen Sie nach einem Spiegel, der Ihnen einen Gesamteindruck von Beinen und Absatz widerspiegelt.

Der **Ausschnitt** eines Schuhs kann den Fuß breiter wirken lassen oder schmäler machen. Probieren und vergleichen Sie verschiedene Ausschnitte, indem Sie in zwei verschiedene Schuhe schlüpfen. Sofort werden Sie erkennen, welcher Ausschnitt vorteilhafter wirkt.

Brauchen Sie Schuhe **zu einem bestimmten Outfit**, dann ziehen Sie dieses zum Einkaufen an. Oder nehmen sie es zumindest in einer Einkaufstasche mit.

Zu Businesskostüm oder Hosenanzug haben Schuhe immer geschlossen zu sein. Der Pumps ist der ideale Schuh zum klassischen Outfit. Im Sommer können Sie auch Slingpumps zu Anzug und Kostüm tragen. Die sind bei hohen Temperaturen „luftiger".

Zählen Sie auch zu den Schuhkäuferinnen im **Ausverkauf?** Clever. Doch überlegen Sie genau, ob das verbilligte Paar sich farblich mit Teilen Ihrer Kleidung kombinieren lässt. Wenn nicht, sparen Sie am meisten, in dem Sie das Modell im Regal stehen lassen.

Nicht zu empfehlen ist der Kauf von **Plastikschuhen** oder Schuhen mit Plastiksohlen. Diese fördern unangenehmen Geruch und Fußschweiß. Fragen Sie beim Kauf von Schuhen, ob die Sohlen und die Innensohlen aus Leder sind. Ausgenommen sind natürlich Sportschuhe oder Sneakers.

Und vergessen Sie eines bitte nicht: Der schönste Schuh verliert an Wirkung, wenn behaarte Beine in ihm stecken, Fersen mit dick verkrusteter Hornhaut sichtbar werden oder Zehen mit ungepflegten Nägeln und abgesplittertem Nagellack herausschauen.

Der Absatz der Schuhe

Zart oder kräftig? Die Wahl des richtigen Schuhabsatzes hängt mit Ihrem Körperbau zusammen. Und richtet sich nach der Stoffqualität jener Kleidung, zu der das Paar Schuhe getragen werden soll. Zum Beispiel verlangen grobe Tweedstoffe nach Schuhen mit kräftigen Absätzen.

Tragen Sie einen kürzeren Rock und haben Sie eher kräftige Waden, so ist ein schmaler Absatz im Verhältnis zur Wade zu fein und lässt die Wade kräftiger erscheinen. Es empfiehlt sich ein Absatz, der breiter ist. Wenn Sie lange Röcke tragen, die Waden deshalb nicht zu sehen sind, kann ein zarter Absatz gut passen. Doch soll er mit Ihren Körperproportionen harmonieren.

Apropos Absatzhöhe. Kleine Frauen sollten nicht versuchen, sich mit zu hohen Absätzen zu „strecken“. Die Aufmerksamkeit wird dadurch auf die vermeintlich fehlenden Zentimeter gelenkt. Um größer zu wirken, sollten kleine Frauen Kleidung, Strümpfe und Schuhe Ton in Ton halten.

Die Form der Schuhe

Ob spitz, eckig oder rund, die Form der Schuhe ist stark der Mode unterworfen. Sollten Sie sich nicht sicher sein, welche Schuhform die passende für Sie ist, dann probieren Sie an jedem Fuß einen anderen Schuh. Der Vergleich macht die Entscheidung leichter.
Generell lässt sich sagen, dass ein kräftigerer Körperbau nach festeren Schuhen verlangt. Vermeiden Sie Riemchen an Ihren Schuhen. Und suchen Sie stattdessen einen attraktiven Schuh mit etwas breiteren Riemen.
Kleine Füße wirken mit spitzen Schuhen länger, wenn diese mit Fuß und Körperbau harmonieren. Vermeiden Sie Schuhe, deren Spitzen eine andere Farbe haben, denn sie verkürzen optisch den Fuß, sind aber ideale Schuhe für groß gewachsene Frauen mit großen Füßen, ebenso wie runde bis leicht eckig geformte Schuhe.

Der Spezialtipp

Recherchieren Sie im Internet. Es gibt Firmen, die sich auf attraktive Schuhangebote speziell für kleine Füße und Übergrößen spezialisiert haben.

Schuhe putzen

Zugegeben, das Hantieren mit Tiegeln, Tuben, Bürstchen und Lappen kann lästig und zeitraubend sein. Doch wollen Sie mit ungepflegten Schuhen nachlässig wirken? Dann nehmen Sie sich für das Putzen Ihrer Schuhe Zeit, denn hastig aufgetragene Schnellglanzpolituren sind nicht wirklich zu empfehlen.
Geschätzte 20 bis 30 Minuten braucht die Pflege eines Schuhes vom Auftragen der Creme bis zum Polieren. Dass heißt nicht, dass Sie solange bürsten oder wischen müssen, sondern die Schuhpaste braucht Zeit, um ins Leder einziehen zu können und erst dann wird poliert.
Schmutzige Schuhe werden zuerst gereinigt und dann eingecremt. Dabei den Schuhrand und den Absatz nicht vergessen. Verwenden Sie nur im „äußersten Notfall" Schnellglanzpolituren, diese verstopfen die Poren des Leders und es wird schneller brüchig.
Zum Polieren empfiehlt sich ein fusselfreies Tuch, es gibt spezielle Poliertücher für Schuhe zu kaufen oder Sie nehmen eine alte Nylonstrumpfhose. Durch die so genannte Reibungshitze beim Polieren entsteht am Schuh der Glanz.
Ihre Raulederschuhe können Sie mit Sattelseife oder einem milden Shampoo waschen. Rauen Sie die Schuhe danach mit einer harten Bürste in Faserrichtung wieder auf.
Nasse Lederschuhe stopfen Sie am besten zum Trocknen mit Zeitungspapier aus. Legen Sie Schuhe nie auf die Heizung, sonst wird das Leder brüchig.
Zu guter Letzt wird ein Imprägnierspray aufgetragen.
Ein handwerklich geschickter Schuster, der neu besohlt, abgetretene Absätze repariert oder eine aufgegangene Naht flicken kann, kann aus Ihren Tretern wieder vorzeigbare Schuhe machen.

Die Schuhstrecker

Tragen Sie ein Paar Schuhe nicht öfter als einen Tag, auch Schuhe brauchen Erholung. Geben Sie alle Schuhe auf Strecker. Am besten eignen sich dafür Holzstrecker, diese ziehen die Feuchtigkeit aus dem Leder. Achten Sie darauf, dass die Strecker der Schuhform entsprechen, sonst können unangenehme Ausbuchtungen die Folge sein.

Rote Strümpfe zum schwarzen Kleid?

Beinkleider! Dieses altmodische Wort für Strumpfhosen, Strümpfe, Kniestrümpfe oder Socken verleitet zum Lachen. Vergnügen hingegen bereitet heute allen Strumpfhosenliebhaberinnen die große Auswahl an Farben, Mustern und Strukturen.

- Wer hätte vor einigen Jahren rote Strümpfe zum schwarzen Kleid getragen? Raffinierte, aber unaufdringliche Muster wirken an langen und gut proportionierten Beinen überzeugend.
- Am besten, Sie stimmen die Farbe Ihrer Strümpfe auf Rock oder Hosen und die Schuhe ab. Eine Strumpfhose in der gleichen Farbe streckt das Bein optisch.
- Der Strumpf soll nie dunkler als der Schuh sein. Verwenden Sie bei einem dunklen Rock eine um eine Nuance hellere und bei einem hellen Rock eine um eine Nuance dunklere Strumpfhose als die Farbe des Rockes.
- Tragen Sie bei einem hellen Rock eine gleichfarbig helle Strumpfhose, dann soll der Schuh im gleichen Farbton, aber mindestens um eine Nuance dunkler sein.
  Elfenbeinfarbene oder in sehr hellen Tönen gehaltene Strumpfhosen wirken meist sehr künstlich und machen unnötig dicke Beine.
- Kaufen Sie Strumpfhosen in guter Qualität. Leider gehen zum Ärger jeder Trägerin teure Strumpfhosen ebenso schnell kaputt wie billige Modelle. Allerdings, je größer der Lycraanteil im Verhältnis zum Nylon ist, umso schöner und langlebiger ist die Strumpfhose. Auch verstärkte Spitzen können die Lebensdauer

verlängern. Strümpfe mit verstärkten Spitzen sind selbstverständlich tabu bei weit ausgeschnittenen Pumps oder Sandaletten.
Wenn Sie einen Rock oder ein Kleid tragen, sollen an der Strumpfhose keine Fäden gezogen sein. Diese leider früher oder später unvermeidlichen Gebrauchsspuren verderben jedes sorgfältig gestylte Outfit. Tragen Sie so eine Strumpfhose noch ein paar Mal unter langen Hosen, bevor Sie sie wegwerfen.

- Die Strumpfhosenstärke richtet sich nach dem Stoff Ihrer Kleidung. Ein kräftiger Tweedstoff verlangt nach einer festeren Strumpfhose, ein Seidenstoff nach einem zarten Strumpf. Zu kaufen gibt es Strumpfhosen ab 9 den (das ist die Bezeichnung der Strumpfhosenstärke).
- Tragen Sie immer eine Ersatzstrumpfhose in der Handtasche mit.
- Braun gebrannte Beine machen die Wirkung, die eine Strumpfhose hat, nicht wett. Wenn Sie im Beruf ein Kostüm tragen, ist die Strumpfhose ein Muss, auch bei hohen Temperaturen.
- Speziell für den Sommer gibt es aber sehr dünne Strumpfhosen (9 den) zu kaufen. Angeboten werden auch so genannte „aufsprühbare“ Strumpfhosen, die sich leicht herunterwaschen lassen.
- Halterlose Strümpfe können bei hohen Temperaturen im Sommer, wenn man auf Strümpfe nicht verzichten kann oder will, eine gute Wahl sein. Achten Sie darauf, dass der Gummirand auch hält, was er verspricht. Denn auch Gummi kann altern und durch häufiges Waschen an Elastizität verlieren. Nichts ist unangenehmer und peinlicher als Strümpfe ohne Halt unter einem Rock oder einem Kleid.
- Im Berufsleben empfiehlt sich ein unaufdringlicher Strumpf. Er soll keine besondere „Aussage“ haben, sondern Ihr Outfit vervollständigen.
- Mit Strumpfhosen in dunklen und hautfarbenen Tönen sind Sie bestens ausgestattet. Statt Glanz wählen Sie besser eine matte Optik.
  Hautfarbene Strumpfhosen können Sie das ganze Jahr tragen. Die dunklen Strumpfhosenfarben sind für den Winter vorbehal-

ten. Mit den ersten Frühlingstagen ist ihre Zeit vorbei. Dunkle Strümpfe haben erst wieder ab Mitte September Saison, wenn Sie Ihre Sommergarderobe verräumen.

- Für das Tragen einer blickdichten Strumpfhose spricht ihre lange Haltbarkeit. Sie wärmt im Winter und passt gut zu schwarzen Wildlederschuhen oder Stiefeln.
- Da Billigstrumpfhosen am Bein oft „körnig" oder fleckig wirken können, bewährt es sich, bei herabgesetzter Qualitätsware auf Vorrat zuzugreifen.
- Kniestrümpfe gehören nur unter Hosen, denn das breite Gummibündchen oberhalb der Wade soll niemand sehen.
- Socken zu Sportschuhen sind ok. Sonst sollen sie ausschließlich daheim Ihre kalten Füße wärmen.

Der Spezialtipp

Hautfarbene Strumpfhosen sollen sich wie eine gute Make-up-Grundierung hundertprozentig Ihrem Hautton anpassen, so dass der Eindruck entsteht, Sie hätten gar keine an. Achten Sie beim Kauf einer hautfarbenen Strumpfhose darauf, dass sie der Hautfarbe Ihres Gesichtes (oder ein bis zwei Nuancen dunkler) entspricht und nicht der Hautfarbe der Hände der Verkäuferin. Ein eher blasses Gesicht und eine zu braune Strumpfhose wirken unnatürlich. Stecken Sie deshalb Ihre eigene Hand in das Strumpfmuster und halten Sie diese zu Ihrem Gesicht.

Der Zauber der **Farben**

Farben wirken wie Vitamine

Haben Sie eine Lieblingsfarbe? Natürlich wissen Sie, dass Ihre Lieblingsfarbe gut zu Ihrer Haut und Ihren Haaren passt. Das bestätigt Ihnen auch der Spiegel.

Es ist faszinierend, wie Farben Menschen erstrahlen lassen und verändern. Wenn Sie „Ihre“ Farben tragen, also die, die perfekt zu Ihrem Typ passen, enthüllt sich Ihre natürliche Schönheit ohne gekünstelt oder aufgesetzt zu wirken.

Gehören Sie zu den Menschen, die sich nicht gerne in ein Farbschema pressen lassen, sondern Lust am Spielen und Experimentieren mit Farben finden? Oder sind Sie froh, eine Farblinie gefunden zu haben, auf der Sie sich unbekümmert bewegen können?

Jeder von uns besitzt ein intuitives Gefühl für Farben. Zugegeben, mitunter beeinflusst von Modetrends und Zeitgeist. Denn manchmal nehmen Sie eine neue Farbe in Ihre ganz persönliche Farbenskala auf, weil eine neue Modefarbe, die gar nicht zu Ihren üblichen Farben zählt, es Ihnen angetan hat. Oder es ist Ihnen am Morgen ganz nach Schwarz, obwohl Sie wissen, dass Ihnen diese Farbe nicht steht.

Wenn Sie zu Kleidung in einer bestimmten Farbe greifen, tut Ihnen diese gut. Sie fühlen sich wohl. Farbe wirkt wie ein Vitamin. Bei Sonnenschein kann das Outfit gar nicht sonnig genug sein. Bei Trauer greift man automatisch zu dunkler bis schwarzer Kleidung.

Wann ist eine Farbe „kalt“ oder „warm“?

Reines Rot ist weder kalt noch warm. Wird aber Rot mit etwas Gelb gemischt, so wird es zum warmen Rot. Kommen zum Rot Blauanteile dazu, entwickelt es sich zum kalten Rot. Das Mischverhältnis bestimmt, in welche Richtung eine Farbe wirken kann.

Was sind kalte, was sind warme Farben?

Typische warme Farben sind:

- Zimt
- Ocker
- Braun
- Oliv
- Khaki
- Rot (mit entsprechenden Gelbanteilen)
- Orange

Typische kalte Farben sind:

- Marineblau
- Türkis
- Violett
- Pink
- Zyklame

Was sind gedämpfte Farben?

Gedämpfte Farben sind, wie der Name schon sagt, zurückhaltend in der Farbwirkung.

Kalte gedämpfte Farben

- Taubenblau
- Gedämpftes Hellblau
- Himbeerrot
- Grau
- kühles Braun

Warme gedämpfte Farben

- Zimt
- sattes Orange
- warmes Dunkelgrün
- warmes Braun

Was sind leuchtende Farben?

Leuchtende Farben wirken spritzig und jung und leuchten.

Warme leuchtende Farben

- Apricot
- helles frisches Orange
- Melone
- frisches helles Grün
- Aquablau

Kalte leuchtende Farben

- Zyklame
- Zitronengelb
- Pink

Was sind klare Farben?

Klare Farben wirken nicht verwässert oder gedämpft, sie wirken pur.

Klare Farben

- Nachtblau
- Schwarz
- Weiß
- Kirschrot

Kann Licht eine Farbe entzaubern?

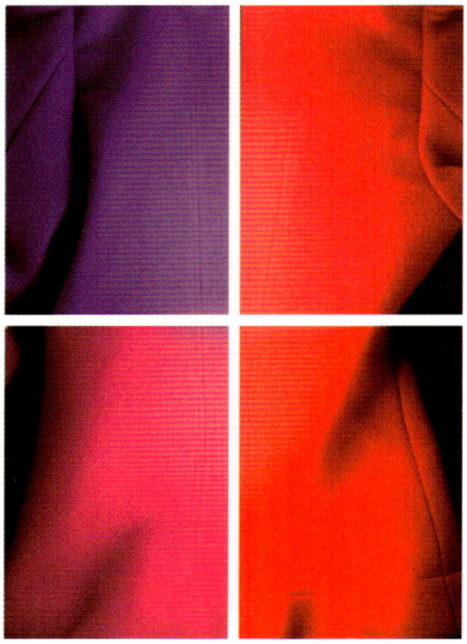

Die Farbe Zyklam des Blazers (oben links) ändert sich je nach Lichtqualität.

Der im grellen Licht der Umkleidekabine leuchtende rote Schal kann sich bei Tageslicht als matter rosafarbener Schal entpuppen. Eine böse Überraschung, wenn Sie zu Hause bemerken, dass das gekaufte Stück eine völlig andere Farbe hat als im Geschäft.

Bedenken Sie, dass sich Farben je nach Lichtqualität verändern. Kaufen Sie deshalb Abendkleidung nur bei künstlichem Licht. Kleidung für den Tag nur bei natürlichem Licht. Bürokleidung sollten Sie am besten bei Tageslicht und so genanntem Abendlicht begutachten, da Sie diese Kleidung sowohl im Freien als auch in geschlossenen Räumen tragen werden.

Die **Haarfarbe** und die **Frisur**

Eine neue Haarfarbe gefällig?

Sind Sie stolz auf Ihre grauen Haare? Dann lassen Sie sich einen pfiffigen Schnitt machen und Ihre Naturfarbe wirkt lebendig und jung. Oder haben Sie Lust auf etwas mehr Farbe am Kopf? Ein toller Haarschnitt und ein geschmackvoller neuer Farbton im Haar, zu Ihrem Lebensstil passend und Ihren Geschmack treffend, stimmen fröhlich und lassen Sie frisch erscheinen.

Fast alle Frauen haben von Natur aus eine wunderbare Haarfarbe, die mit dem Hautton und der Augenfarbe harmoniert. Doch vielleicht haben Sie Lust, diese oder jene neue Haarfarbe auszuprobieren, um anders auszusehen und modisch zu wirken? Friseure empfehlen die Farben, die im Trend liegen und die aktuellen Tönungs- und Färbetechniken. Waren vor Jahren weißblonde Strähnen angesagt, so sind jetzt goldblonde Strähnen in. Die Kombination von hellen und dunklen Strähnchen ist der Renner. Begehrt ist Rot in allen Tonlagen. Welche Haarfarbe gerade modern ist, bestimmt der Trend. Wenn Sie sich auf der Straße umsehen, sehen Sie viele Frauen mit sehr ähnlichen Haarfarben. Doch welche Haarfarbe passt zu Ihnen?

Ob blond, ob braun ...

- Haarfarben machen sehr viel aus. Nicht jeder Rotton passt zur Farbe Ihrer Haut. Macht er blass? Ist der Kontrast zu Ihrer Haut so krass, dass auch die kleinsten Fältchen in den Mittelpunkt rücken?
- Sind Ihre Haare und die Augenbrauen von Natur aus hell, wirken dunkel gefärbte Haare zu hellen Brauen nicht ideal.
- Harmoniert die neue Haarfarbe mit den Farbtönen Ihrer Kleidung? Bedenken Sie, dass zu hell/dunklen Strähnchen oder zu vielen bunten Strähnchen meist keine bunte Kleidung passt. In der Naturfarbe in Nuancen heller oder dunkler zu gehen, lässt mehr Spielraum mit Kleiderfarben offen.
  Wechselt die Haarfarbe, können nur selten die Farben Ihrer Garderobe die alten bleiben. Wenn Sie eine neue Haarfarbe wählen, dann informieren Sie zuerst Ihren Friseur, welche Farben Sie bei Ihrer Kleidung bevorzugen. Ändern Sie Ihre Haarfarbe von einem Aschton auf warme Kupfertöne, dann sollte Rosa nicht länger Ihre Lieblingsfarbe bleiben. Färben Sie von Aschblond auf Goldblond, dann wirken die Haare mit den kühlen Tönen (hellblau, rosa) in der Kleidung noch gelber, aber mit warmen Tönen wie Apricot und Lachs äußerst harmonisch.
- Lassen Sie bei gefärbten Haaren den Haarnachwuchs nicht aus den Augen. Je sorgfältiger Sie mit dem Nachfärben sind, desto attraktiver bleibt die Wirkung Ihrer Haarpracht.
- Sollten Sie nach jahrelangem Färben wieder zu Ihrer Naturfarbe zurückkehren wollen, legen Sie am besten bei Tageslicht beim Friseur Haarsträhnchen in verschiedenen Farbnuancen zum Haaransatz. Auch bei weißen Haaren erkennen Sie sofort, ob diese eher gelblich oder silbrig sind.

Der Spezialtipp

Im Farbenfachhandel gibt es Farbstreifen zu kaufen. Wählen Sie „Ihre“ Farben aus, die aktuell in Ihrem Kleiderschrank vertreten sind und kleben Sie diese auf eine Karte. In die Handtasche gesteckt, ist die Kartei auch beim Kleiderkauf nützlich.

Harmonie von Haar-, Haut- & Kleiderfarbe

Warm und klar

Haare: gelblich blond, rötlich oder goldblond, warmes Hellbraun oder Goldbraun
Haut: pfirsichfarben, hell, oft mit Sommersprossen
Kleiderfarben: frisch und klar wie Apricot, leichtes Orange, Melone, frisches helles Grün, Aquablau.
Geht die Haarfarbe ins Hellbraune oder Goldbraune, können die Farben kräftiger werden.

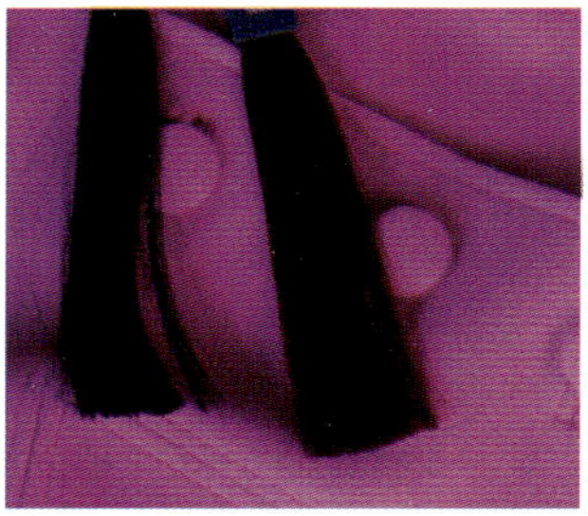

Kühl und gedämpft

Haare: aschblond bis dunkelblond, hell- bis mittelbraun
Haut: kühler, violett schimmernder Teint
Kleiderfarben: kühl, ausgewaschen und gedämpft; Taubenblau, Hellblau, Rosarot, Himbeerrot, Grau, kühles Braun
Geht die Haarfarbe ins Hell- bis Mittelbraun, so werden die Farben auch hier kräftiger.

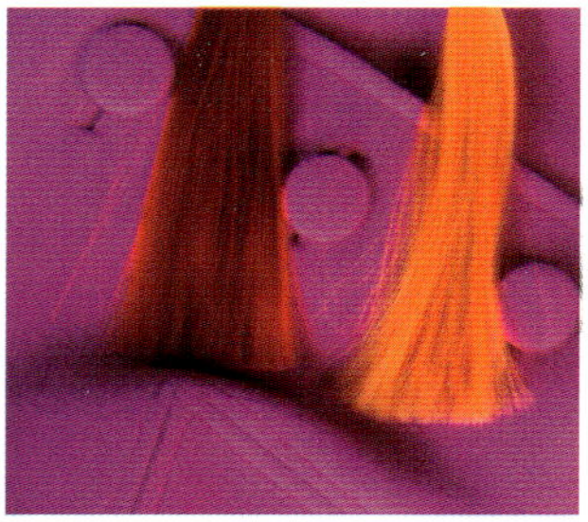

Warm gedämpft

Haare: kastanienbraun, goldbraun, schwarzbraun oder goldgrau und cremeweiß
Haut: pfirsichfarben bis goldgelb
Kleiderfarben: warm und satt, aber gedämpft; Zimt, kräftiges Orange, Dunkelgrün, warmes Braun

Passt eine neue Haarfarbe zu den Farbtönen Ihrer Kleidung?

Kühl und klar

Haare: dunkelbraun, aschbraun, blauschwarz
Haut: bläulicher Unterton, oft auch sehr weiß. Schwarze oder dunkle Haare bilden mit heller Haut einen starken Kontrast. Der italienische Frauentyp hat eine olivgelbe Haut.
Kleiderfarben: Schwarz, Weiß, Rot, Zyklame, Zitronengelb, Pink

Welche Frisur schmeichelt Ihrem Gesicht?

Kopfform, Haarqualität und Gesichtsform bestimmen die Frisur. Wissen Sie, welche Form Ihr Kopf hat? Mit nassen Haaren lassen sich seine Form und die Ihres Gesichtes gut erkennen.

Kopfform

vorne betrachten, seitlich, hinten in Bezug auf Kopf, Hals, Schultern, Körperbau

- Ein so genannter „Stiernacken" oder „Witwenhöcker" braucht meist fülligeres Haar im Nacken. Kurz geschorene Nackenhaare lassen ihn mehr hervortreten.
- Betrachten Sie auch Ihre Ohren von hinten. Sie können bei sehr kurzen Haaren abstehend wirken.
- Stirnfransen passen nicht zu einem breiten Gesicht.
- Ein Pagenkopf harmoniert nicht mit einem runden Gesicht.

Gesichtsformen

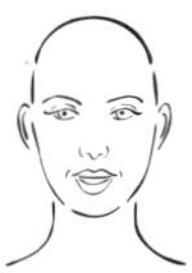

Das ovale Gesicht

ist die ideale Gesichtsform. Die Haut wirkt sehr fein und ebenmäßig. Das Gesicht ist eher schmal und lang und passt proportional zum Körperbau. Diese Gesichtsform gilt als harmonisch und Sie können zwischen vielen Frisuren wählen.

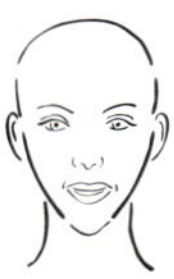

Das herzförmig/dreieckige Gesicht

hat einen relativ breiten Haaransatz und wird zum Kinn hin schmäler und länger.

Hier wird die Frisur nicht der Kopfform entsprechend, sondern entgegen die Dreiecksform geschnitten. Schmale Seitenpartie, zum Kinn hin breiter werdend, um das Dreieck auszugleichen. Ein nicht zu langer Pony ist zu empfehlen. Haare vom Oberkopf ins Gesicht frisieren, Nackenhaare wie eine Außenrolle nach außen fönen.

Hoher Seitenscheitel. Vermeiden Sie hier streichholzkurze Haare oder extreme Formen.

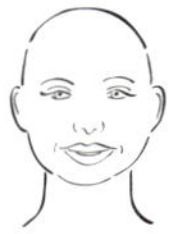

Das runde Gesicht

braucht eher eine „luftige“ Frisur. Volumen am Oberkopf und schmale Seiten. Vermeiden Sie Pagenkopf und voluminöse Seitenpartien, diese verbreitern das Gesicht noch mehr. Keine Stirnfransen, denn sie verkürzen das ohnehin kurze Gesicht noch mehr.

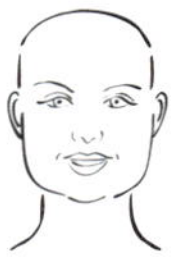

Das quadratische Gesicht

wirkt kurz und breit. Ähnlich dem runden Gesicht. An der Seite gerade und im Kinnbereich sehr kantig. Schläfe, Kinn und Unterkieferknochen sind sehr ausgeprägt. Auch hier ist Volumen am Oberkopf vorteilhaft, die Seitenpartie muss schmal bleiben. Vermeiden Sie kantige Konturen mit kurzem Pony, die lassen Sie noch kantiger erscheinen. Bevorzugen Sie längere Haare, so sollen diese nicht beim Kinn enden. Sonst wirken sie verbreiternd.

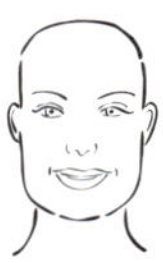

Das rechteckige Gesicht

wird durch Pony und einen flachen Oberkopf, tiefen Seitenscheitel und eine bauschige Frisur verkürzt. Auch Kurzhaarschnitte können interessant wirken. Wellen und Locken kommen gut zur Geltung. Stirnfreie Frisuren mit betontem Oberkopf bewirken ein noch längeres Gesicht. Auf keinen Fall lange Haare tragen.

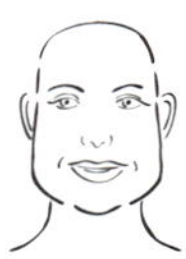

Das trapezförmige Gesicht

hat eine ausgeprägte Kinnpartie. Um diese zu verschmälern, wird die Seitenpartie breiter und bauschiger, zum Kinn hin aber schmal geschnitten. Pony und ein Pagenschnitt betonen die ausgeprägte Kinnpartie noch mehr.

Erlesenes aus der Welt der Frau

jetzt Probe lesen oder Geschenkidee nutzen!

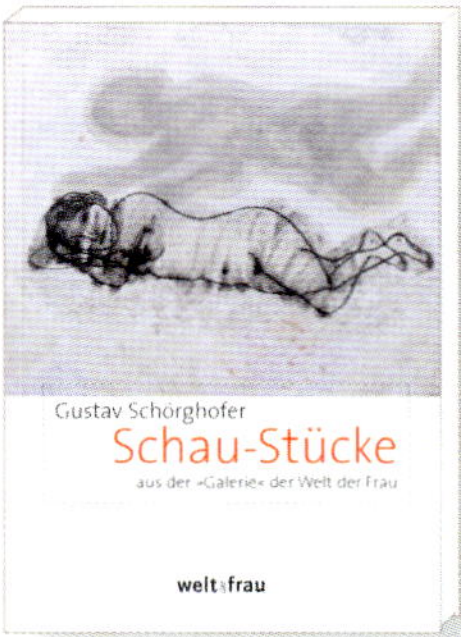

Schau-Stücke

Ein exklusives Geschenkbuch mit 45 ausgewählten Kunstwerken aus der „Galerie" der Welt der Frau lädt ein zum Immer-Wieder-Schauen.

Gustav Schörghofer

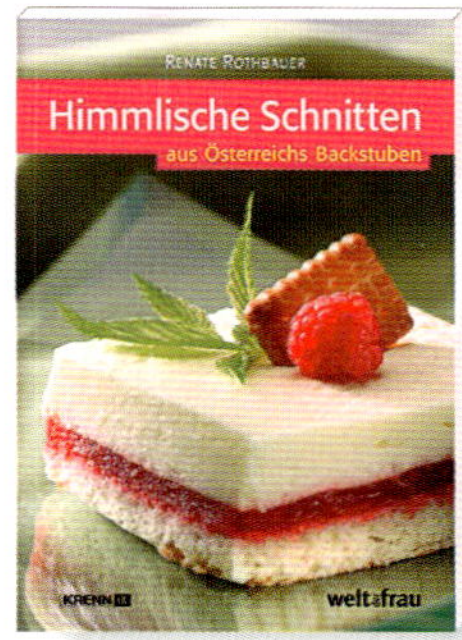

Himmlische Schnitten

Traumhafte Kompositionen aus Teig, Creme und Früchten in Form von unwiderstehlichen Schnitten.

Renate Rothbauer

GUTSCHEIN

3 Ausgaben gratis lesen oder
6 Ausgaben testen um € 6,60 (statt € 12,-)

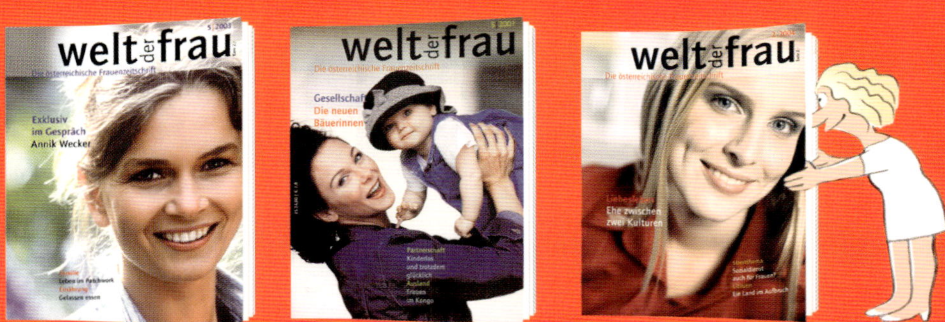

... wo mehr für Sie drin ist!

www.welt-der-frau.at

Der Spezialtipp

Wenn Sie Zeit und Lust haben, gehen Sie doch in ein Perückenfachgeschäft und probieren Sie Perücken in verschiedenen Haarlängen und Farben aus.

Ihr Friseur:
der Profi am Werk

Für jeden Friseur ist es schwierig, wenn Sie mit einem Foto aus der Zeitung in den Salon kommen. Zugegeben, der Zeitungsausschnitt kann ein Anhaltspunkt für Ihre Vorstellungen sein. Doch letztlich bestimmen Ihre individuelle Kopfform, die Qualität der Haare und Ihre persönliche Gesichtsform die Frisur.
Die meisten Friseure bieten eine gute Fachberatung an. Lassen Sie sich vom Friseur erklären, warum er Ihnen diesen Schnitt oder jene Farbe vorschlägt. Er hat viel Erfahrung, schließlich hat er fünf Tage in der Woche mit Haaren zu tun.
Er berücksichtigt die unterschiedlichen Haarqualitäten, meist auch die Gesichts- und Kopfformen. Auch die Stirn und der Nackenansatz dürfen nicht außer Acht gelassen werden. Sollen große Ohren oder abstehende Ohren verdeckt werden? Wie harmonisch wirkt der Schnitt zu Körpergröße und Figur?

Der Spezialtipp

Nehmen Sie sich für den Friseurbesuch genügend Zeit. Verlangen Sie eine ausführliche Beratung. Vielleicht ergibt sich ein neuer Schnitt oder eine andere Länge? Sie wissen, wie gut es tut, in den Spiegel zu schauen und sich schön zu finden, weil Ihre aktuelle Frisur genau zu Ihnen passt und Ihr gegenwärtiges Lebensgefühl widerspiegelt.

Tipps & Tricks

Reizvoll oder praktisch:
die Unterwäsche

Für manche Frauen sind spitzenbesetzte Büstenhalter, raffiniert geschnittene Unterkleider oder das „kühlende" Gefühl eines Seidenhemdchens auf der Haut unverzichtbar. Sie wollen sich diesen Hauch von Luxus und Wohlgefühl leisten, den sie beim Tragen von feiner Unterwäsche empfinden. Andere Frauen bevorzugen sportlich geschnittene Tops, Unterhemdchen und Höschen.

Wäsche aus modernen Mikrofasern mit Lycra ist aus dem heutigen Textilangebot nicht mehr wegzudenken, denn sie bietet hohen Tragekomfort, passt sich dem Körper perfekt an und ist pflegeleicht. An heißen Tagen ist Unterwäsche aus Baumwoll-Lycragemisch auf der Haut atmungsaktiver und angenehmer zu tragen als Kunstfaser. Unabhängig davon, welche Stilrichtung, welches Material oder welche Farbe Sie für Ihre Unterwäsche wählen, wichtig ist, dass Ihre Wäsche in jedem Fall über eine perfekte Passform verfügt. Schließlich soll sie Ihre Figur positiv in Szene setzen und da und dort ausgleichend wirken. Deshalb erfordert der Kauf eines korrekt sitzenden BHs von jeder Frau ausreichend Zeit und Geduld, da sie aus dem riesigen Angebot den besten Schnitt finden soll. Neigen Sie, so wie fast alle Frauen, zu einem leichten Bäuchlein, werden Ihnen entsprechend geschnittene Slips aus leicht formendem Material einen guten Dienst erweisen.

Verwaschen, ausgeleiert oder verschlissen sollte Ihre Unterwäsche auf keinen Fall sein.

▸ Sortieren Sie ausgediente Slips und BH-Modelle in regelmäßigen Abständen aus.
Leisten Sie sich ab und zu neue Teile. Das sollten Sie sich wert sein. Probieren Sie neue Schnitte und Modelle, die Ihrer heutigen Figur entsprechen.

▸ Für den Unterwäschekauf gilt dasselbe wie für den Kauf von Kleidung: Ignorieren Sie alle Etiketten mit Größenangaben und gehen Sie ausschließlich nach Passform und Bequemlichkeit. Jede Frau fühlt sich mit einem perfekt sitzenden „Darunter“, das Rock oder Hose richtig zur Geltung kommen lässt, den ganzen Tag sicher und wohl.

Der Spezialtipp

Weder Ränder, Material noch die Farbe Ihrer Unterwäsche sollte sich unter Ihrer Kleidung abzeichnen. Bei sehr engen Röcken und Hosen, vorausgesetzt Sie können und mögen sie tragen, sind String-Tangas die ideale Slipform. Eine Strumpfhose mit verstärkter Höschenzone und eingenähtem Baumwollzwickel kann die Alternative sein. Mit einer zusätzlichen Slipeinlage fühlen Sie sich sicher.

Wann sitzt er richtig?

Die Bezeichnung „Dessous“ kommt aus dem Französischen („darunter“) und wird für Damenunterwäsche verwendet. Als Dessous werden nicht nur BHs und Slips, sondern auch BH-Hemdchen in zarter Optik bezeichnet.

Die korrekte BH-Größe wird durch zwei Maßzahlen bestimmt:

- die Unterbrustweite wird durch eine Zahl, z. B. 70, 75, 80, 85, ausgedrückt
- die Buchstabenangabe bezeichnet die Körbchen- oder Cup-Größe, die durch das Vermessen der Oberweite/des Brustumfangs erfasst wird.

Generell wird bei einem klassischen BH für das Bestimmen der Unterbrustweite mit einem Finger breit zwischen Maßband und

Körper Maß genommen, damit der BH nicht zu sehr anliegt und einschneidet. In Fachgeschäften gibt es eine internationale Maßtabelle, wie Sie Ihre korrekte BH- und Cup-Größe ablesen können.

Beim Kauf eines BHs ist nicht nur die Ober- und Unterweite der Brust ausschlaggebend, sondern auch der Körperbau ist zu berücksichtigen. Bei breitem Rücken und zartem Busen werden Sie eher einen Cup A benötigen, bei schmalem Rücken und großem Busen kann dies Cup B, C oder gar Cup D sein.
Überprüfen Sie von Zeit zu Zeit Ihre Oberweite, denn auch die Größe Ihres Busens ist Schwankungen unterworfen. Tragen Sie keine zu kleinen BHs. Der Bügel soll niemals am Busen seitlich oder im Dekolleté aufsitzen, er darf nicht drücken und nicht quetschen. Bedenken Sie, der Busen ist der empfindlichste Körperteil, den Sie haben.
Wenden Sie sich im Fachgeschäft an eine erfahrene Verkäuferin und lassen Sie sich beraten. Denn jeder Busen ist anders geformt, doch für jeden gibt es einen BH, der perfekt sitzt.

Die wichtigsten BH-Formen

Der klassische Mittelträger-BH ist für jeden normalen bis großen Busen geeignet.
Dieser kann mit und ohne Bügel verarbeitet sein.
Für sehr große Cup-Größen, wie D oder E-Cup, eignen sich BHs aus nicht elastischen Materialien. Diese geben den optimalen Halt.
Der Dekolletè-BH ist immer mit Bügel verarbeitet und tief ausgeschnitten und eignet sich deshalb für abendliche oder sommerliche Ausschnitte.
Bei diesem Modell ist der Träger eher weiter außen an der Schulter platziert, um den Busen „hochzuhalten".
Ein wattierter Dekolleté-BH sollte nur von Damen mit nicht zu großer Oberweite getragen werden (ideal für A und B und C-Cup).
Der Bandeaux-BH ist nicht so tief dekolletiert und kann „trägerlos" getragen werden. Trägerlos bedeutet, der Träger kann vorne und

hinten ausgehängt werden, der BH ist mit einem haftenden Antirutschband verarbeitet. Ideal für schulterfreie Kleidung.
Der Push-up-BH hat meistens verstärkt wattierte Untercups eingearbeitet und „puscht" den Busen regelrecht hoch.
Der Triangel-BH ist eine jugendliche BH-Form und ist für die kleine Oberweite ideal.

Pflege

- Waschen Sie BHs in der Waschmaschine bei Schonprogramm
- BHs mit Bügel im Wäschesäckchen waschen
- Handwäsche erhält Dessous länger schön

Corsage mit oder ohne Spitze?

Heute trägt man eine „Corsage", wie das Korsett elegant genannt wird, als modisches Outfit sichtbar für große Anlässe und Auftritte am Abend. Diese wird meist in Bandeaux-Form kreiert und daher trägerlos getragen. Tragen Sie dieses provokante Outfit nur, wenn Sie einen entsprechenden Oberkörper und eine makellose Haut präsentieren können.
Weitgehend aus bi-elastischem Material in Stoff und Spitze verarbeitet hat die weiche und bequeme „Corsage" nichts mehr mit ihrer Vorläuferin, dem Korsett, zu tun, das Frauen durch die Starre des Materials und die engen Schnürung buchstäblich die Luft zum Atmen geraubt hatte.

Kein Slip ohne Anprobe

Bei der Anprobe von Slips irritiert das eigene Höschen, das Sie natürlich anbehalten, ein wenig. Versuchen Sie dennoch herauszufinden, ob Schnitt und Größe passen. Das Maß Ihrer Taille und Hüfte (an der breitesten Stelle gemessen) bestimmt die Slipgröße. Auch hier gilt dasselbe wie beim BH, tragen Sie Höschen niemals zu knapp oder zu klein. Lieber kaufen Sie den Slip um eine Nummer größer.

Den klassischen Slip gibt es in verschiedenen Ausführungen, hoch und tief geschnitten. Haben Sie eher runde Formen um die Hüfte, so ist ein Slip, der bis in die Taille reicht, immer von Vorteil. Er macht schlanker, formt Ihre Figur und ist ästhetisch in der Optik.
Der Fachhandel bietet eine breite Palette an verschiedenen Slipformen. Ob Tanga, String, Rio-Slip, Rio-Boxer, Hüft-Slips entscheiden Geschmack und Gewohnheiten der Trägerin.

Zu erwähnen wäre noch die Farbe „Haut" für Dessous. Sie war lange Zeit out und ist als altbacken bezeichnet worden. Da die Damenmode aber bunt und transparent geworden ist, sind hautfarbene Dessous unverzichtbar unter jeder Garderobe, egal ob in Uni-Materialien oder in Spitze verarbeitet.

Der Spezialtipp

Wenn Sie Dessous kaufen, dann nehmen Sie zum neuen BH-Modell passend am besten gleich zwei Slips zum Wechseln mit dazu.

Pack den Koffer richtig ein …

Das Geheimnis des Kofferpackens ist, genügend Zeit zu haben. Beginnen Sie nicht um 23 Uhr nachts mit dem Kofferpacken, wenn Sie am nächsten Tag um 6 Uhr aufstehen müssen. Um diese Nachtzeit sind Sie müde und haben tatsächlich weder die Zeit noch die Energie zu überlegen, wie viele Paar Schuhe, Shirts, Hosen und Unterwäsche Sie brauchen. Welche Bücher und Unterlagen Sie mitnehmen sollen.

Für ein fachgerechtes Kofferpacken sollten Sie rechtzeitig und in Ruhe alle Teile herrichten. Also erst einmal alles übersichtlich auflegen, dann können „Löcher“, die eventuell beim Packen entstehen, gleich gestopft werden. Damit ist nicht gemeint, dass frau ein Tuch in irgendeine Spalte stopft, sondern dass Unebenheiten ausgeglichen werden.

Das einzig wahre Mittel gegen harte Faltkanten in der Kleidung ist Seidenpapier. Weiters gehört auch ein kleines Sortiment an Stoff- und Plastiktüten zur Grundausstattung. Der Grund ist simpel. Sie bieten der Kleidung Schutz vor dem klebrigen Inhalt einer Spraydose, die in den nicht druckausgeglichenen Gepäckräumen von Flugzeugen schon mal explodieren kann, oder vor verschmierten Cremen aus zerdrückten Tuben und Fläschchen. Auch diese sollten in Plastik fest verschlossen sein.

Empfindliche Wäschestücke oder Schuhe – jeder einzeln – gehören hingegen in Stoff- beziehungsweise Schuhbeutel gehüllt. Strumpfhosen sind am besten in einer Strumpftasche, die es in Strumpfgeschäften gibt, aufgehoben.

Und nun beginnt das Packen:

1 | Schweres und Sperriges kommt immer nach unten. Bücher, CDs, Toilettetasche oder Schuhe werden am Kofferboden platziert.

Bücher und CDs umwickeln Sie mit Seidenpapier und legen den Kofferboden damit aus.

2 | Die Zwischenräume können mit Unterwäsche ausgelegt werden.

3 | Dann kommen die Hosen in den Koffer. Eine Hose verträgt übrigens drei Bogen Seidenpapier: Je einer kommt ins Hosenbein, einer dazwischen.

Der obere Teil der Hose wird hineingelegt, die Beine hängen über den Kofferrand. Legen Sie Pullover und Shirts nun dazwischen und klappen Sie dann die Hose darüber. Das Sandwich ist fertig. Mit einem langen Rock geht es genauso.

4 | Nun kommt der Blazer dran. Das Futter wird nach außen gewendet, wobei Seidenpapier in den Ärmeln völlig ausreicht. Falten Sie den Blazer breit. Dazu die Knöpfe schließen, die Ärmel glatt an der Seitennaht entlang legen und das untere Drittel nach hinten umschlagen.

5 | Penibel reiht sich eine Bluse neben der anderen. Der gleichmäßige Druck des Kofferdeckels wird sie auf der Reise noch einmal „bügeln". Die Krägen müssen aufgestellt und nach innen geklappt werden. Packen Sie Blusen in einzelne schützende Hüllen, sie bleiben länger glatt.

Pullover, Shirts und Blusen legen Sie „umschichtig", das heißt, der Halsausschnitt oder der Kragen wird abwechselnd nach links und rechts gelegt.

6 | Verreisen Sie mit dem Auto, dann bewährt sich ein Kleidersack für die Garderobe, die leicht knittert. Schuhe, Strümpfe, Toilettetasche, Unterwäsche und alles andere kommen in den Koffer.

Sie werden am Ziel Ihrer Reise mit Genuss den Koffer öffnen. Hängen Sie gleich nach der Ankunft im Hotelzimmer alle Teile auf Kleiderbügel.

Sollten trotzdem Knitterfalten entstanden sein, hängen Sie Kostüm oder Hosenanzug (aber nur aus Schurwolle – bei Polyester und Leinen nützt es nichts) in die Dusche, entweder über den Duschkopf oder an die Wand daneben. Dann lassen Sie heißes Wasser

aus der Brause laufen. Der aufsteigende Dampf wirkt Wunder und glättet die Falten.
Fragen Sie im Hotel nach einem Bügeleisen. Besser noch, Sie haben ein kleines Reisedampfgerät und/oder ein Reisebügeleisen mit dabei.

Pflegetipps für Ihre Kleidung

Sie kennen sicherlich die kleinen Schildchen, die in jedem Kleidungsstück eingenäht sind? Sie lachen. Lesen Sie diese Kleiderpflegeanleitungen auch, bevor Sie ein Kleidungsstück erwerben? Waschmaschine oder Reinigung? Schleudern erlaubt? Diese Anweisungen sind lebensnotwendig für jedes Ihrer Kleidungsstücke.
Um die Lebensdauer von Kleidern, Röcken und Blusen möglichst lange zu halten, ...

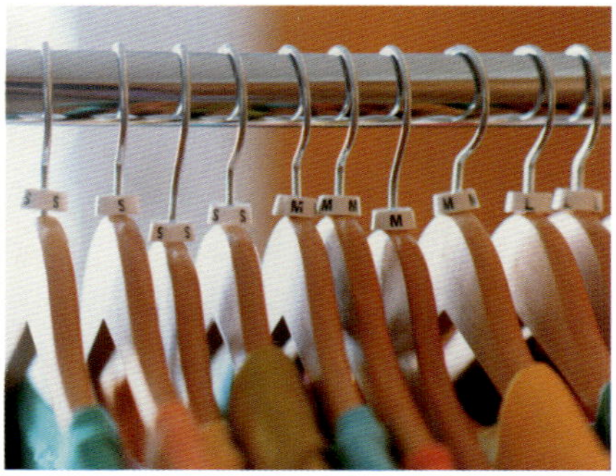

Ein guter Kleiderbügel verhindert das „Aushängen“ von Blazer, Jacke oder Bluse.

- ... hängen Sie getragene Kleidung nicht gleich zurück in den Kleiderschrank. Es empfiehlt sich, diese an der frischen Luft auszulüften. Die feuchte Nachtluft vertreibt alle unangenehmen Gerüche.
- ... werfen Sie die Kleidung nicht achtlos auf den nächsten Stuhl, sondern hängen Sie diese gleich auf einen passenden Kleiderhaken.
- ... lüften Sie Kleidung aus der Reinigung über Nacht im Freien aus. Die Plastikfolien der Reinigung lassen die Kleidung nicht atmen. Entfernen Sie diese sofort.
- ... entfernen Sie Flecken so rasch wie möglich. Je länger diese unbehandelt bleiben, desto schwieriger wird es, sie zu entfernen.
- ... informieren Sie die Fachfrau in der Reinigung, ob der Fleck auf Ihrem Blazer Blut, Fruchtsaft oder Sauce ist, damit sie die richtigen Chemikalien anwenden kann.

Die Kleiderbügel

Legen Sie Wert auf gute Kleiderbügel. Ein Pullover hängt sich mit dem falschen Bügel aus und sieht nicht mehr sehr viel versprechend aus. Ob Sie nun Holzbügel oder Plastikbügel bevorzugen, ist Geschmackssache. Fragen Sie beim Einkauf, ob Sie den Bügel mitnehmen können. Blazer benötigen sehr gut geformte Bügel um nicht auszuhängen. Pullover hingegen dürfen nicht vom Bügel rutschen – hier ist ein samtiger, gut geformter, nach außen breiter werdender Bügel von Vorteil. Empfehlenswert ist, auch Shirts und Blusen aufzuhängen. Dadurch gibt es keine Legefalten, wenn Sie hineinschlüpfen. Drahtbügel aus der Reinigung sind definitiv nicht zu verwenden. Die Reinigung dankt es Ihnen, wenn Sie diese wieder zurückbringen.

Das Dampfbügeleisen

Das Dampfbügeleisen erspart Ihnen viel Mühe. Doch bei zu trockener Wäsche sind auch ihm Grenzen gesetzt. Sprühen Sie die Wäsche vorher ein, sie lässt sich leichter bügeln.
Bügeln erfordert Geduld und Geschicklichkeit. Dunkle Kleidung bügeln Sie am besten auf der linken Seite. Beim Blusenkragen nicht zur Spitze hin bügeln. Es empfiehlt sich auch ein Ärmelbrett.

Der Wollrasierer

Ob der Pullover günstig oder teuer war, nichts davon hindert ihn daran, unattraktive „Knötchen“ zu bilden, die durch Reibung entstehen. Das Auszupfen bringt nur mäßigen Erfolg. Besser ist es, sich im Fachhandel einen Wollrasierer zu besorgen. Seien Sie aber vorsichtig mit der Anwendung. Wenn Sie diesen zu oft benützen oder zu tief rasieren, können Ihre Stricksachen Risse bekommen.

Die Kleiderbürste

Ein Muss in jedem Haushalt. Bürsten Sie Ihre Kleidung nach jedem Tragen aus. Leiden Sie an Schuppen, dann sollten Sie immer eine kleine Kleiderbürste in der Handtasche mittragen und hin und wieder die Schulterpartie im Spiegel kontrollieren.

Die Fusselrolle

Eine Kleiderbürste kann nicht alles entfernen. Hier kommt die Fusselrolle zum Einsatz. Haben Sie gleich mehrere zu Hause, eine im Kleiderschrank, eine in der Diele ... Sind Sie oft mit dem Auto unterwegs, sollten Sie auch eine im Auto dabei haben. Auch im Büro sollte sie nicht fehlen.

Das Nähzeug

Nadel und Faden gehören in jeden Haushalt, denn ein Knopf ist schnell abgerissen. Apropos Knöpfe. Bewahren Sie Ersatzknöpfe und Ersatznähgarn, die meist in kleinen Tütchen in den Kleidungsstücken hängen, in einer eigenen Schachtel auf. Das erleichtert Ihnen die Suche.

Die Ledercreme

Sie bringt nicht nur Schuhe, sondern auch Handtaschen wieder zum Glänzen.

Der Fleckentferner

Die Auswahl ist groß. Es gibt spezielle Reiniger für Kaugummi-, Kugelschreiberflecken, Rostflecken ... Legen Sie sich eine kleine Sammlung Fleckenreiniger an.

- Gallseife, altbewährt, ist nur bei waschbaren Materialien zu verwenden.
- Reinigungsbenzin eignet sich hervorragend bei Fettflecken. Aber nicht bei Kürbiskernölflecken. Hier müssen Sie das Kleidungsstück in die Sonne hängen, Sonnenlicht bleicht die grüne Farbe des Kürbiskernöls.
- Behandeln Sie Flecken immer vor dem Waschgang, entweder durch Besprühen oder durch Auswaschen mit der Hand.

Der Schuster und die Änderungsschneiderin

Beide sind „unbezahlbar“. Suchen Sie sich in Ihrer Nähe einen Schuster und eine Schneiderin, am besten auf Empfehlung.

Kaufen macht nicht immer glücklich!

Kaufen Sie auf keinen Fall ...

- Schnäppchen, die nicht zu Ihnen passen
- Röcke, die zu kurz sind
- Blazer und Jacken, die zu klein oder groß sind
- Kleider, die ohne BH zu tragen sind, die aber Ihre Oberweite nicht zulässt
- Kleider, bei denen der BH zu sehen ist
- Jacken und Kleider, die in der Taille nicht richtig sitzen
- Oberteile, die Sie nur mit Schal tragen können, weil Ihnen die Farbe nicht zu Gesicht steht
- Farben, die nicht zu Ihnen passen
- neues Make up, weil Sie eine neue Farbe gekauft haben
- Kleidung, zu denen Sie nur schwer Schuhe und Handtasche finden
- Schuhe und Handtaschen, die nirgends dazupassen
- die xte Jeans, obwohl Sie im Business tätig sind und kaum Jeans tragen
- glamouröse Kleidung, wenn Sie kein glamouröser Typ sind
- ein günstiges Designerstück, das nicht zu Ihnen passt

„Stilsünden“

Ein stilvolles Outfit vermittelt Kompetenz, transportiert Botschaften und unterstreicht Ihre Persönlichkeit. Wirklich schade, wenn Ihr Auftritt nur daran scheitert, weil Sie unvorteilhaft angezogen sind. Trotz liberaler Kleiderregeln hüten Sie sich vor den folgenden so genannten Stilsünden!

- Wenn Kleidung Ihnen bei jeder Bewegung deutlich macht, dass sie zu eng oder zu weit ist. Sie können die Arme nicht heben, ohne dass der Blazer über den halben Oberkörper hinaufrutscht.
- Ihr Rock ist so eng, dass Sie nur peinliche Trippelschritte machen können.
- Ihr Rock ist so kurz, dass Sie ständig daran zupfen müssen.
- Die Kleidungsstücke sind so eng, dass Sie sich beim Atmen und Sprechen regelrecht behindert fühlen.
- Ihre Handtasche passt nicht zum Outfit, weil Sie zu faul zum Umräumen sind.
- Ihre Haare sehen nach „gerade aufgestanden“ aus.
- Die Kleidung wirkt ungebügelt, wie aus dem Bügelkorb herausgezogen.
- Farben und Muster oder Accessoires „erschlagen“ Ihren Typ.
- Ihre Schuhe machen einen „ausgelatschten“ Eindruck, ungepflegt mit schiefen Absätzen.
- Ein abgerissener Knopf oder ein Fleck stört Sie nicht.
- Etiketten schneiden Sie nicht heraus. Deshalb schlüpfen sie beim Kragen heraus, sind an Tüchern sichtbar oder scheinen durch eine weiße Bluse durch.
- Ihr Slip ist für jeden sichtbar. Jeder weiß, welches Spitzenmuster Ihr BH hat.
- Ihren Nabel und Ihre Piercings stellen Sie freizügig zur Schau.
- Ihre Nägel sind nicht frisch manikürt, der Nagellack splittert ab.
- Am Gesicht Ihres Chefs und am Getuschel Ihrer KollegInnen merken Sie, dass Sie mit Ihrer Kleidung weder dem Image des Unternehmens noch Ihrer beruflichen Position entsprechen.

Haben Kleider ein Verfallsdatum?

Wenn Sie auf die letzten Jahre zurückblicken, werden Sie feststellen, wie sich die Mode verändert hat. Auch Ihr Stil hat sich entwickelt, verfeinert und Sie sind reifer geworden. Die Kleidung, die Sie vielleicht vor zehn Jahren getragen haben, ist definitiv aus der Mode. Modelle, die Sie vor fünf Jahren gekauft haben, sind teilweise out. Außer manche Basics, die sehr zeitlos geschnitten und neutral in der Farbe gehalten sind.
Wenn Sie nicht aussehen möchten, als wären Sie vor zehn Jahren modisch stehen geblieben, als wären alle Trends an Ihnen vorbeigezogen, dann raus mit altmodischer Kleidung aus dem Kleiderschrank. Wenn Sie nicht wissen, ob Kleidung schon aus der Mode ist, fragen Sie eine modisch sehr kundige Freundin um Rat.
Gehören Sie zu den Frauen, die Skrupel haben Kleidung wegzugeben? Weil die Stücke so teuer waren, weil viele schöne Erinnerungen und Emotionen mit ihnen verbunden sind, weil .... Vielleicht kennen Sie jemand, der Ihre aussortierten Kleidungsstücke brauchen kann oder machen Sie mit Freundinnen einen privaten Flohmarkt. Und der Rest kommt zur Kleidersammlung.

Der Spezialtipp

Wenn Sie mit verrückten Modetorheiten und Trends nichts anfangen können, dann lehnen Sie sich als Frau mit Stil und Selbstbewusstsein gelassen zurück. Denn eine nächste Modesaison mit tollen Stoffen, Ihren bevorzugten Farben und Schnitten kommt bestimmt.

Gängige Mode-Mythen

Kommen Ihnen die folgenden Sätze bekannt irgendwie vor?

„Jede Frau kann Schwarz tragen."
Das behaupten viele, stimmt aber nicht. Schwarz macht blass, farblos und düster, wenn Ihnen die Farbe nicht zum Typ steht.

Braucht frau ein „kleines Schwarzes" für festliche Anlässe?
Nein, es gibt Farben, die Ihnen vielleicht besser zu Gesicht stehen. Es muss nicht das kleine Schwarze sein, es kann auch ein glänzendes Rotes sein. Haben Sie lieber gedeckte Farben, wie wäre es mit einem festlichen Taubenblauen?

„Eine Frau mit Kleidergröße XL kann keine Stricksachen tragen."
Stimmt dann, wenn die Teile aus Strick zu eng sind und nicht gut sitzen. Kaufen Sie „Strick mit Körper", der sich Ihrer Figur anschmiegt ohne zu kleben. Der Rock sollte leicht konisch sein. Eine Strickjacke darüber, die über die breiteste Stelle fließt und fertig ist das schlank machende Strick-Outfit.

„Keine Kleidung weggeben, sie kommt sicher wieder in Mode."
Stimmt nicht, keine Mode kommt als Kopie wieder. Immer ist das Neue einen Tick anders. Die Kleidung, die Sie früher oft getragen haben, ist aufgetragen. Und Fehlkäufe werden mit den Jahren auch nicht zu Lieblingsstücken, sondern sind und bleiben „Schrankhüter".

„Schau nicht zu oft in den Spiegel."
Warum eigentlich nicht? Sehen Sie oft in den Spiegel und lachen Sie sich an und finden Sie sich attraktiv – jede Frau ist das. Ziehen Sie sich hübsch an, es hebt Ihr Wohlgefühl. Betrachten Sie sich im Spiegel und sagen Sie sich: „Ich finde mich schön, ich finde mich attraktiv, ich finde mich ..." Das hebt die Laune.

„Nie finde ich eine Hose, die mir passt."
Zugegeben, der Kauf einer Hose erfordert Geduld. Wenn Sie nur zwei probiert haben und Sie geben auf, haben Sie die anderen elf versäumt, da hätte die Richtige dabei sein können. Jede Frau, egal welche Figur sie hat, egal welche Kleidergröße sie trägt, hat Probleme beim Hosenkauf. Mal im Schritt zu kurz, mal zu lang. Die Hosenbeine zu lang, die Taille zu weit. Jede Firma schneidet anders. Wenn Sie Ihren Schnitt gefunden haben, dann bleiben Sie der Marke treu.

„Ich bin nur zu Hause, mich sieht niemand."
Es gibt keine Entschuldigung dafür, wenn Sie nur mehr im Jogginganzug und mit ungewaschenen Haaren daheim herumlaufen. Achten Sie auf ein gepflegtes Äußeres, auch wenn Sie in Karenz sind, zu Hause arbeiten oder den Haushalt managen. Machen Sie sich hübsch, das tut Ihnen gut. Jeden Tag.

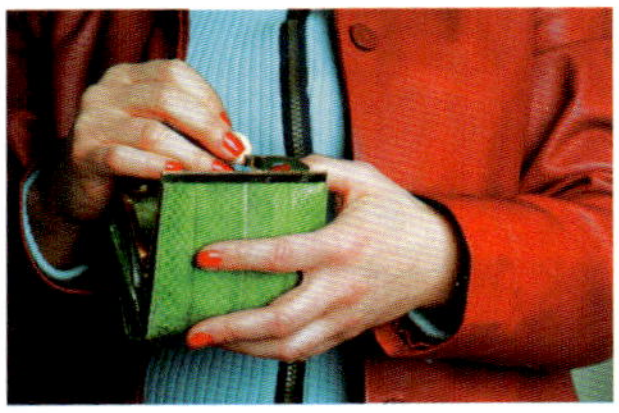

„Ich kann mir Stil nicht leisten."
Stil ist nicht eine Frage des Budgets, sondern des „Gewusst-wie-und-wo-Einkaufens". Sie können heute aus einer Vielfalt von günstigen Marken wählen. Nehmen Sie sich Zeit zum Gustieren, zum Orientieren und Auswählen.

Gutes Aussehen ist weder eine Frage des Alters, noch eine der Konfektionsgröße oder der Geldbörse.

„In jedem Geschäft hängt dieselbe Kleidung."
Vielleicht gehen Sie immer in Geschäfte, die dieselben Modemarken oder nur eine „Moderichtung" anbieten? Waren Sie schon in allen Modegeschäften Ihrer Stadt? Probieren Sie einmal solche Teile, die auf den ersten Blick nicht Ihrem Stil entsprechen. Einfach nur zum Experimentieren. Da kann so manche modische Überraschung für Sie dabei sein, mit der Sie nicht gerechnet haben.

„Frau weiß doch selber, was ihr steht."
Wissen Sie das wirklich immer? Mode ändert sich, Sie ändern sich – es ist manchmal wirklich schwer, aus dem unüberschaubaren

Angebot immer das Richtige zu finden. Viele Frauen erleben, trotz ihres gutes Stils, „Aha"-Erlebnisse bei einer Beratung. Eine gute Farb- und Stilberaterin kann Ihnen gute Tipps geben.

„Zweimal im Jahr einkaufen gehen reicht."
Wenn das stimmt, dann lassen Sie sich das erhebende Gefühl entgehen, herumzustreifen, sich inspirieren zu lassen, zu probieren, sich attraktiv zu finden. Oder hätten Sie sonst das tolle Kleid, das beim letzten Einkauf schon im Geschäft gelegen ist, entdeckt?

„Kleider sind für die Ewigkeit."
Früher trug frau Kleider über viele Jahre. Die Mode ändert sich heute so schnell, dass manches schon in der nächsten Saison nicht mehr trendy ist. Ein Blazer vor zehn Jahren hatte sehr breite Schultern, damit sehen Sie heute wie eine Boxerin aus. Basics halten sich länger, maximal vier bis fünf Jahre.

„Ich bin zu alt für Mode."
Natürlich sind Sie zu alt für den Teenie-Look, aber nie zu alt für modische Kleidung. Kleiden Sie sich bewusst, tragen Sie Farben, moderne Schnitte und einen passenden Lippenstift. Sie tun sich selber gut damit und Ihre Umgebung erfreut sich an Ihnen.

„Egal welcher Stil, Hauptsache die Farben passen zusammen."
Auch wenn der Blumenschal farblich mit dem Nadelstreifanzug harmoniert, ist er doch im Stil daneben. Lassen Sie die Finger davon. Auch wenn so manche Kombination im Trend liegt, muss sie nicht stimmig sein.

„Es gibt nur schlechte Verkäuferinnen."
Das stimmt nicht. Es gibt viele gute Verkäuferinnen, die bestens geschult sind und ein gutes „Gespür" für die Mode haben, die zu Ihnen passt. Wenn Sie „Ihre" Verkäuferin gefunden haben, werden

Sie die Fachfrau, die über neue Stoffe, Farben und Schnitte bestens Bescheid weiß, immer wieder kontaktieren.
Ziehen Sie doch einmal ein Stück an, das Ihnen absolut nicht steht und fragen Sie diese versierte Verkäuferin nach ihrer Meinung. Daran werden Sie erkennen, ob Sie ehrlich ist mit Ihnen.

„Große Frauen können keine hohen Schuhe tragen."

Wenn das stimmt, würden Sie kein Fotomodell in hohen Schuhen in den Zeitschriften finden. Sie können Ihre Größe unterstreichen, wenn Sie möchten. Machen Sie sich nicht klein, zeigen Sie „Größe".

Fallen Ihnen noch mehr Mode-Mythen ein?

Höchste Zeit, diesen Legenden im Kopf den Garaus zu machen. Ihnen braucht niemand etwas vorzuschreiben. Finden Sie nicht auch?

Für Notfälle immer dabei

Sollte Ihnen unterwegs ein Knopf abreißen, keine Panik. Sie haben Ihren Notfallkoffer dabei. Packen Sie in eine Schuhschachtel, noch besser in eine verschließbare Box:

- den Reisefön. Sollte es im Hotel keinen Fön geben, haben Sie Ihren dabei.
- ein kleines Reise-Dampfgerät. Nicht immer haben Sie eine Dusche im Hotelbadezimmer zum Kleideraushängen.
- einen Fusselroller – stets zu Diensten.
- eine Ersatzstrumpfhose. Eine hautfarbene Strumpfhose, die Sie nur für Notfälle verwenden.
- Deodoranttücher. Einzeln verpackt, wenn Sie keine Gelegenheit zum Duschen oder zum Frischmachen haben, kommen sie zum Einsatz.
- Zahnbürste und Zahnpasta. Klein die Tube und zusammenlegbar die Bürste.
- Pflaster. Falls Sie Blasen haben, weil Sie doch die neuen Schuhe angezogen haben.
- Schminkutensilien. Packen Sie als Reserve Schminkstifte ein, die schon sehr kurz sind, einen Ersatzlippenstift, eine kleine Dose von Ihrem Make-up, von Puder und Gesichtscreme, Rouge und Lippenpinsel.
- und Mintbonbons, kaum größer als eine kleine Tablette. Sollten Sie nachmittags unsicher sein, ob Sie Mundgeruch haben oder Sie sind Raucherin, so verhilft Ihnen das Bonbon zu besserem Atem.